易醫芳療之五行精油全書

THE FIVE ELEMENTS ESSENTIAL OIL

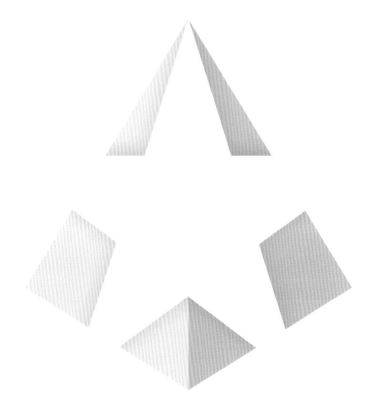

龍妙華 著

目次 Contents

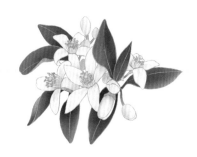

〈作者序〉兼具東西方智慧的芳療全書 8

1 易醫與芳療 11

易醫與芳療的藥草世界觀 12

易醫角度運用芳療的概念 15

易醫芳療之辯證與芳療施治 17

易醫五行論述與芳療 20

2 五行精油科學化與生活化 23

植物精油的化學結構 24

五行與十字座標精油化學結構 26

五行與金字塔三角化學結構 29

日常生活中的五行 34

易醫五行之特性 36

3 五行對應六十種植物精油 39

01 葡萄柚 Grapefruit 42

02 紅桔 Mandarin 44

03 甜橙 Sweet Orange 46

04 檸檬 Lemon 48

05 歐洲赤松 Scotch pine 50

06 杜松 Juniper 52

07 絲柏 Cypress 54

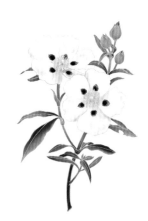

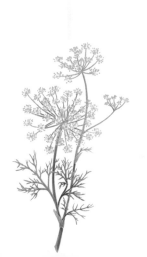

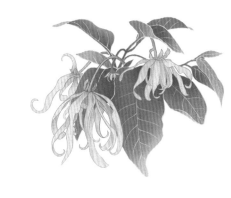

08 歐白芷 Angelica 56

09 白松香 Galbanum 58

10 蒔蘿 Dill 60

11 乳香 Frankincense 62

12 岩玫瑰 Cistus 64

13 黑胡椒 Black pepper 66

14 薑 Ginger 70

15 穗甘松 Spikenard 72

16 依蘭 Ylang Ylang 74

17 大西洋雪松 Atlas Cedar 76

18 羅馬洋甘菊 Roman Chamomile 78

19 快樂鼠尾草 Clary Sage 80

20 苦橙葉 Petitgrain 82

21 高地薰衣草 Lavender, fine 84

22 佛手柑 Bergamot 86

23 黃樺 Yellow Birch 88

24 桔葉 Petitgrain, mandarin 90

25 阿拉伯茉莉 Arabian Jasmine 92

26 永久花 Immortelle 94

27 檸檬細籽 Lemon-scented Tea Tree 98

28 檸檬香茅 Lemongrass 100

29 檸檬尤加利 Lemon-scented eucalyptus 102

30 山雞椒 May chang 104

31 檸檬馬鞭草 Lemon verbena 106

32 香蜂草 Melissa 108

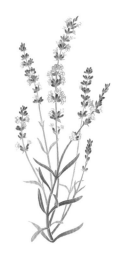

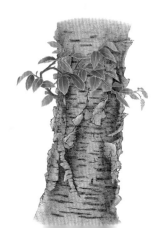

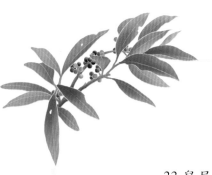

33 鼠尾草 Sage 110

34 花梨木 Rosewood 114

35 芳樟 Ho oil 116

36 芫荽 Coriander 118

37 沉香醇百里香 Thyme linalool 120

38 玫瑰草 Palmarosa 122

39 玫瑰天竺葵 Rose Geranium 124

40 大馬士革玫瑰 Damask Rose 126

41 橙花 Neroli 128

42 茶樹 Tea Tree 130

43 甜馬鬱蘭 Sweet Marjoram 132

44 胡椒薄荷 Peppermint 134

45 甜羅勒 Sweet Basil 136

46 中國肉桂 Cassia 138

47 丁香 Colve 140

48 檀香 Sandalwood 142

49 胡蘿蔔籽 Carrot 144

50 岩蘭草 Vetiver 146

51 廣藿香 Patchouli 148

52 熱帶羅勒 Tropical basil 152

53 茴香 Sweet Fennel 154

54 澳洲尤加利 Eucalyptus radiate 156

55 綠花白千層 Naiouli 158

56 香桃木 Myrtle 160

57 羅文莎葉 Ravensara 162

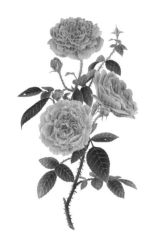

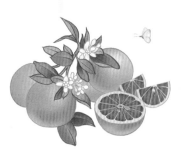

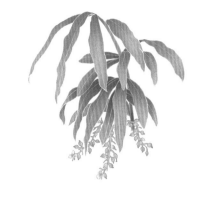

58 高地牛膝草 Hyssop highland 164
59 桉油醇迷迭香 Rosemary cineol 166
60 豆蔻 Cardamon 168

4 《易經》中五行精油的調配原則 171

從八字找到個人專屬的五行精油 172
易醫芳療五行卦象的認識 173
依據生理特性選擇五行精油 176

5 身心保健：開運五行精油的日常使用 177

五行薰泡精油 178
五行臉部用油 180
五行身體按摩油 183
五行純露 186
五行精油身心合一 189

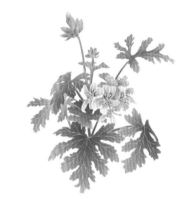

6 易醫芳療的對症與五行精油的處方 195

內五行 196
外五行 197
五行精油症狀處方 198
五行精油臨床個案 215

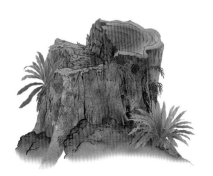

〈作者序〉兼具東西方智慧的芳療全書

　　所謂「易醫芳療之五行精油」所要闡述的是：中醫的淵源來自於《黃帝內經》，主要在探討陰陽五行對應環境整體，這是和每個人息息相關的，也與《易經》有密不可分的關係。古有云：「不知易，不足以言太醫。」更說明了中醫源自於《周易》，以及「中醫」為何更應該稱之為「易醫」。

　　本書講述《易經》卦象和陰陽五行的論述與芳療的應用。中華文化博大精深，依循《易經》所衍生匯聚的中醫相關知識，更體現了東方哲學的智慧。尤其在目前，人類因科技所帶來的對人和整體環境健康的影響，已經導致許多人忘失了生而為人的生存本能，也漸漸的造成身心失調，因此無法讓自己很自然地順應天地的去生活。

　　目前全世界有越來越多的人意識到，唯有回歸自然去擁抱植物、和大自然共存，才是生存之道。因此植物及各種藥草的運用就格外的重要。

　　藥草的運用，以西方使用植物精油的芳香療法廣受大家喜愛，不僅在西方是倍受看重的自然療法，更被視為是重要的輔助醫療。反觀在東方運用中草藥的「易醫學」，更是值得生為東方人的我們去審慎地看待。

　　當透過易醫的生活哲學智慧，結合芳療的知識，與陰陽、五行、卦象，去分類界定植物精油，藉此充分體現，以東方哲學智慧去使用植物精油；也在許多實際臨床的驗證中，為芳療帶來更實質的科學與學術性，讓我們意識到，這是值得大家去重視與推廣的。

　　究竟我們應該站在怎樣的角度，去了解東西方藥草運用的異同？亦或是要抱持著怎樣的態度，去異中求同？這都需要有高度的智慧。本書就是希望喚起更多人對東方古智慧「易醫」的共鳴。也讓我們能從老祖宗所流傳下來的知識中體悟生命，做到順勢而為，感受到真正的「天心」、「人心」、「地心」同時存在的共頻，唯有如此才能更接近「與天地同壽」、「順天知命」的平衡身心與健康。

　　相信本書的出版，將會為許多人帶來對易醫與芳療觀念的改變，也同

時協助眾人重新去審視釐清，「中醫」應該被稱為「易醫」的觀念。從易醫的觀點去結合芳療，並透過實際臨床的佐證，達到相輔相成的功效，更相得益彰。

這本書早在十幾年前就開始籌劃，整理過程曠日廢時，時至今日終於問世，真的好生欣慰。原來一本結合東西方古老智慧和植物藥草的專書，籌謀撰寫真的很不容易，因為許多植物精油的專業皆有所本，要由分類統合中再理出其脈絡，著實困難。但是相信在透過長時間的匯整和撰寫後，這本有關易醫芳療之五行精油的曠世鉅作，會為芳療界帶來不同面向的科學論述與學術依據，是一本芳療兼具東西方智慧的專書。希望透過本書，向所有致力於尋求自然療癒方式的貢獻者，獻上最大的敬意，藉由這股力量，為人類謀求最大的幸福，為世人帶來健康。

感謝讓此書圖文並茂的植物圖提供者 Jack Paloti，他特地尋找了專業的植物繪畫家，以每種不同植物的特性，栩栩如生的繪製了每種植物圖，以協助在閱讀這些生硬的植物精油知識的同時，能夠因為這些植物的插圖，帶來不一樣的感受。Jack Paloti 對此書所作出的貢獻與用心，是一份對大自然與植物的喜愛和恭敬，希望藉由這六十種植物圖的呈現，讓更多人可以更了解、享受植物精油所帶來的美好。

同時要感謝專業的繪畫者家瑋，以獨特的繪製方式完成了所有的圖。這本書之所以能夠完整的呈現，也要特別感謝個案提供者小帥老師、凱惠老師，透過使用五行精油去進行個案的實際臨床，呈現最真實的科學化依據，帶來最好的臨床佐證。

撰寫此書的過程中，面臨了許多的考驗和困難。感謝生命中的支柱有如天使般支持我的小金、中九、小蘭，尤其中九以其堅定的毅力，陪我挑燈夜戰的完成許多的不可能，中九真的辛苦你了！也特別的謝謝你！如果

沒有你的耐心和嚴謹的態度，這本書就無法順利地完成。也要感謝在寫書的過程中，一直鼓勵我的良師益友蔡老師賢伉儷，你們無私的陪伴，是我人生中重要的指引者，亦師亦友的支持著我，讓我在每次覺得無法繼續堅持的時候，又能夠立刻重拾信心。還有許多生命中的貴人 IVA 小智、大哥、大嫂們，對我的加油打氣，在有形無形中對我的幫助，你們默默地付出和鼓勵，讓我更有動力的去完成此書。

最後要感謝願意等候我多年的總編藍萍，我只能說妳慧眼獨具，這本等待多年的芳療專書，將能夠影響未來更多的芳療學習者，對芳療知識的學習與認識提供了不同的面向，相信此書的出版，能為芳療界帶來對易醫芳療更深入的了解，也有別於其他中醫與芳療的知識。

植物知識的浩瀚，在認識了植物精油之後，其感受更強烈，相信許多人都有同感。植物是人類最好的朋友，希望本書的出版，能喚起更多人對植物與大自然的重視。

1 易醫與芳療

易醫與芳療的藥草世界觀

　　藥草知識及醫學論述所構成的「中醫」，幾千年來從《黃帝內經》慢慢流傳下來，是中國人在生活上透過藥草知識的應用，將各種疾病的治療經驗累積集結成的一門醫學知識。

　　《黃帝內經》可說是將生活中有關飲食、睡眠的各種知識，以及身體因為疾病而運用藥草的各種方式，從古至今流傳下來、有系統整理而成的醫學典籍。也影響了之後的《傷寒雜病論》，這是被推崇為「醫聖」的張仲景，從辨證論治中有系統的去彙整、累積而成的中醫經典，因此而建立起獨特的醫學及醫療藥草知識，讓後世的人能有方法可依循。

　　然而「中醫學」應該被稱為「易醫學」，因為中醫學的醫理論述許多源自於《易經》的理論基礎，在《黃帝內經》中可以找到古老易醫的許多哲理。如《黃帝內經・素問》中記載：「上經者，言氣之通天也。下經者，言病之變化也。金匱者，決生死也。」《易經》所記載的六十四卦，就是分別為上經的三十卦及下經的三十四卦。由此就能夠理解，《內經》是源自於《易經》許多養生治病的經驗集結而成。

　　「中醫」應該被稱為「易醫」的觀點，也能夠從「醫易同源」、「醫為易之用」、「易具醫之理」等說法而得知，這是許多醫學大家的共同認知。甚至藥王孫思邈強調：「不知易，不足以言太醫。」中醫的淵源以及許多醫理，和中醫系統及醫學累積的臨床實踐，都必須從《易經》的思維裡去探究。這樣追根溯源了解後，就能夠知道「中醫」應該稱之為「易醫」的觀念，是值得大家所重視的。

　　草藥在中國的運用已年代久遠，也在目前人們的日常養生保健上，逐漸被重視及重新去了解，漸漸成為一種，西方醫學在其生理疾病治療時，作為輔助亦或慢性調理的方式，協助更多人能夠重拾健康。

　　易醫博大精深，從「陰陽學說」及「太極」的理論裡，讓我們理解陰陽五行對人類的影響。在日月星辰不斷更替的宇宙觀裡，整體宇宙對應個人生理這個小宇宙，人類在生理疾病及日常生活上都受其影響。

　　「陰陽學說」、「五行論述」及對整體宇宙「氣」的概念裡，能夠讓我們更清楚地了解：人之所以會生病，在於身體小宇宙和整體外在大宇宙失去連結，無法相呼應而順其日月星辰五行的整體去生活和思想，才導致違背宇宙的運行，讓身體百病叢生。然而就易醫陰陽、五行的概念裡所闡述的，所有萬事萬物都離不開陰陽五行及整體宇宙，這和西方「地、水、火、風、空」的宇宙概念是相呼應的。

　　在這五行方寸裡，我們能夠去窺見，整體宇宙的「五行方外」和人體小宇宙的「五行方內」，是息息相關的。在西方的地、水、火、風、空的概念中，和五行金、木、水、火、土是相同的，一個從整體宇宙的氣及整體的能量現象去敘述，另一個由五行方內小宇宙在物質界的層面去講述，因此不謀而合。我們能夠由東西方的論述裡去窺見，在疾病的預防及養生中，生而為人脫離不了五行，受這五行整體的影響很深。

　　植物花草與整體宇宙大氣、與人類的關聯性，也都在其陰陽五行的特性上。當我們能夠更理解，易醫所要闡述的重點在於「天人合一」的論述裡，就能夠去意識到，在日常生活中，自己身在這無形的能量場裡，和生活中植物界的五行，以及在環境整體的五行，其實都息息相關。因此易醫所闡述的理念是最貼近人類的，是一個讓人類能夠去和整體呼應，及如何生活的哲學，讓我們更了解整體宇宙以及所處的環境。這就是所謂的天、地、人。

　　當能夠真正回到內心，而去了解感知外在及整體宇宙的同時，就能夠了知，在陰陽五行學說及易醫在整體精、氣、神的概念裡，去感悟「天心」、「地心」、「人心」，了解人類怎樣可以和「天地同壽」、能夠跟「天地同在」的這份感受，這是易醫要給予的最重要精神，以及想要傳遞的觀念。而西方藥草的知識，也讓西方人從生活環境中去了解，日常生活該如何養生和預防疾病，讓所有人能夠去健康生活。

　　在藥草的運用上，一般人最熟悉的西方藥草使用方式，即目前被廣為推崇的「芳香療法」，在西方藥草史上，已有上千年的歷史。自古西方人透過不同的方式去運用這些藥草，藥草在各個層面的知識慢慢被後世記載，如日常的養生保健、烹調或疾病的預防。目前芳療也被西方醫學正式承認為重要的輔助醫療，把西方藥草的運用，經長久的臨床慢慢累積流傳下來，

做為日常養生及疾病的治療方法。

在目前西方所了解的藥草知識裡，植物精油是芳香療法中重要的一環，長久以來被運用在日常及生活疾病和保健上。植物精油的知識，儼然成為西方藥草重要的傳承及重要的藥草運用方式，歷經上千年慢慢所衍生的各種療癒，就成為現今人們口中的「芳香療法」。

以各種植物，透過不同的萃取方式所得到的植物精油，其知識博大精深，也在科學領域有許多醫學臨床的驗證，進而奠定芳療的世界地位，讓西方許多從事自然療法的推崇者，視為是重要的輔助療法，亦成為目前西方的藥草主流知識。

「芳香療法」所運用的植物精油，是透過西方長久以來在生活各個層面的實際臨床，所累積流傳下來的各種記載，成為現今西方人日常重要的藥草養生方式。也是目前在西方藥草世界觀裡，被視為最重要的一門輔助療法。

就此看來，西方藥草的使用與東方中草藥的運用不謀而合，都是人類在生活中對於藥草運用的知識累積，而慢慢成為芳香療法與易醫重要的靈魂。

植物是人類及整體環境很重要、不可或缺的一環，協助人類能夠面對生活及環境，是人們得以生存及治療疾病的最大功臣。我們能夠透過東西方藥草的運用，窺見易醫與芳療的藥草世界與整體有密不可分的關係。

易醫角度運用芳療的概念

自古醫學大家都把《易經》融會貫通在中醫的理論基礎中，也將之結合在醫學的論述裡，如著名的金元時期李杲的《脾胃論》，明代張景岳的《景岳全書》，清朝吳鞠通的《溫病條辨》，都證實了《易經》中的道理是中醫學重要的基礎，因此「中醫」更適合稱之為「易醫」。

易醫集結數千年的醫學知識，將東方中草藥運用於日常養生及疾病治療上。在養生保健的風氣蔚為風尚的現今，易醫日益被世人所看重，有許多人在預防保健養生上，漸漸重視中草藥的運用，因此易醫可說是：東方人如何在一年四季中做生理的調理以及疾病的預防，揉和許多古老傳統養生保健的古法。

中草藥運用行之多年，在愈來愈多人注重預防醫學的現今，將易醫的專業做為養生及疾病的治療方式，成為重要的醫療指標。

許多人都知道，「預防勝於治療」的養生觀念應該從平日做起。易醫的概念中所闡述的就是：在疾病未形成前，就必須注重身心的調理。在春、夏、秋、冬四季，以春分、夏至、秋分、冬至等節氣提醒人們，在四季到來之時，身心的調理必須有節度。在易醫的觀念裡相當看重一年四季，於日常生活起居，不同的節氣都有各自必須要注意的地方。

易醫裡還談論七情。現今社會普遍壓力大，易醫更是相對重視探討情緒影響生理的層面。易醫講述，每個人在情緒層面有所謂的七情六淫，對於個人修身養性、情緒調理、生活環境整體的認知，都有詳細的說明。

一個人如何在平日注意生活起居、修身養性以及飲食有度，都需要廣泛的涉略及調理。從易醫的觀點來看就不難發現，西方目前所重視的藥草療法中，芳香療法植物精油的運用，讓許多人都能感受到，植物的芳香氣味，確實能夠在目前身心壓力大的社會，帶來非常方便、即時的身心調理。藉由芳療在植物精油的臨床，就能夠去窺見其東西方植物藥草的使用，皆殊途同歸，有其相同的宗旨。

「芳療」意指：從各種植物所散發出來的香氣及植物的特性，可達到

對生理、情緒、心理影響的作用和治療，因此稱為「芳香療法」。植物精油的運用，能夠透過嗅吸、塗抹、口服，帶來即時的功效，也可以從氣味的使用上，去調節情緒、心理的層面。與易醫在日常生活養生上，注重情緒七情的調理不謀而合。

在社會發展腳步快速的今日，能夠利用西方的藥草植物精油，結合東方易醫藥草的運用知識，將能夠為人類帶來福祉，亦能夠協助目前許多心身的病症。

綜觀目前地球，正產生越來越多的疾病以及傳染病，更需要有意識的注重日常的養生保健。在亞健康的調理及疾病的治療上，易醫應用芳療植物精油的實際臨床，未來在輔助醫療及疾病預防的層面上，將會是一個主流趨勢。

從人類面對快速變遷的社會及疾病變異的速度來看，唯有將身心調理平衡，才能夠為我們帶來真正的健康。在易醫中所談論的「上醫醫未病，下醫醫已病」的觀念裡，雖然闡述了預防勝於治療，然而疾病的產生絕非短時間所造成的，而是日積月累、長時間對於身心不察，所造成的失衡問題，產生的疾病是能夠防範於未然的。因此從易醫的觀點去看待西方藥草在日常生活的使用，一定能夠為眾人帶來幸福。

易醫芳療之辯證與芳療施治

　　「辯證論治」是施行易醫重要的核心思想，所有疾病的治療是依循先議病、後議藥的原則。而芳療中，植物精油的使用也是如此，必須學習：如何在使用精油前，對於個案身心狀況有基本的認識與了解。因此芳療辯證視診的學習就相當的重要。

　　然而易醫芳療辯證是透過臨床經驗學習得知個案的身心問題，能正確的選擇適合個案的精油，透過身心問診和諮詢方式，讓我們更了解以及貼近個案，如此便能夠真正有效的使用精油，並啟動身心的療癒。

　　在易醫的辯證論治上，可以透過五行的特性，對所有人以五行的特質去分類；在《易經》的卦象上，也針對了陰陽五行有深入的論述。易醫的「辨證論治」涵蓋了針對於整體、陰陽五行的觀點，去看待一個人從外在及生理的特癥，去辨別並歸類；除此之外，在易醫中談論的七情和臟腑的關係，也提供了很好的依據，能夠協助臨床上的辯證。如此，就能夠透過整體的辯證，給予最正確的建議。

易醫辯證上，人的外在和生理的五行特性

五行【木】

　　外觀讓人感覺瘦長、嬌小，手腳較纖細，膚色帶青，臉部色素較深。主要是肝血瘀滯、肝氣旺盛，在生理上常會有頭痛、頭暈的現象，通常個性較為纖細敏感。

　　因此要注重肝膽的調理和情緒的舒緩，及加強身體的新陳代謝，尤其是肝膽、神經、內分泌系統的保健。

五行【火】

　　外觀讓人感覺勻稱、身材較為適中，膚色較為紅潤、皮膚容易出油。主要是心火較旺盛，生理上容易口乾舌燥、便秘等，較多火屬性上影響的生理問題，通常個性較為急躁。

因此要注重心血管的調理和情緒的平和，及加強身體的血循、清熱解毒，尤其是心、小腸、消化、心循環系統的保健。

五行【土】

外觀讓人感覺魁武壯碩、骨架較大，膚色帶黃，容易長疹。主要是氣滯寒凝，生理上容易濕氣重，較多土屬性上影響的生理問題，個性較為固執己見、主觀性較強。

因此要注重脾胃的調理和情緒的調節，及加強生理的運化、體內濕毒的排除，尤其是脾、胃、免疫、骨骼、肌肉系統相關的保健。

五行【金】

外觀讓人感覺體型較為精實、骨架中等，膚色較白，皮膚容易長斑。主要是身體較為燥熱，體內津液不足，較多金屬性上的生理問題，個性多有善變。

因此要注意肺、精液的調理，尤其是肺、大腸、呼吸、皮膚系統的保健。

五行【水】

外觀讓人感覺體型浮腫，容易下半身肥胖，膚色偏黑、皮膚暗沉。主要是身體常感到四肢冰冷、較多水屬性上的生理問題，個性較為木訥。

因此要注意利尿、排毒的調理，尤其是腎、膀胱、淋巴代謝、生殖、泌尿系統的保健。

易醫辯證上，七情對生理臟腑的影響

易醫的辯證在七情的情志致病對生理臟腑的論述是：「喜則傷心」、「怒則傷肝」、「悲則傷肺」、「思則傷脾」、「恐則傷腎」，說明不同的情志造成不同臟腑的影響。也就是說，過度的喜會造成心氣渙散，影響心臟；盛怒則會肝氣上逆，影響肝臟；過度的思慮會導致脾氣的鬱結，而損傷脾臟；過度悲傷會導致肺氣的抑鬱，影響肺臟；過度的恐懼、驚嚇會使氣混亂，影響腎臟。

以上也就是《素問‧舉痛論》中「喜則氣緩」、「怒則氣上」、「思

則氣結」、「悲則氣消」、「恐則氣下」的病理變化。就臨床治療上，透過五行相生相剋的理論基礎，木、火、土、金、水對應五臟的生理，以及從七情變化的歸類上，就能夠說明生理和心理相互間的關聯。

・七情中怒傷肝，肝屬木，金可以剋木。肺屬金，肺主悲傷的情緒。意思就是：在非常生氣時，可以用悲傷宣洩怒氣。

・七情中喜傷心，心屬火，水可以剋火。腎屬水，腎主恐懼、驚嚇的情緒。意思就是：在過於開心時，可以用恐懼、驚嚇宣洩喜氣。

・七情中思慮傷脾，脾屬土，木可以剋土。肝屬木，木主怒的情緒。意思就是：在過度思慮時，可以用怒氣阻斷思慮。

・七情中憂悲傷肺，肺屬金，火可以剋金。心屬火，火主喜的情緒。意思就是：在過度憂鬱悲傷時，可以用喜宣洩憂悲。

・七情中驚恐傷腎，腎屬水，土可以剋水。脾屬土，土主思慮的情緒。意思就是：在過度驚恐時，可以用思慮阻斷驚恐。

　　易醫芳療辯證與芳療施治的重要依據，就是透過實際的臨床，達到疾病的治療和養生。學習易醫芳療辯證論治的重要意義，在於讓我們時時提醒自己，藉由對辯證的認識，常常檢視身心，和自己進行深入的身心對話。

易醫五行論述與芳療

　　易醫是依據《易經》其「陰陽學說」、「五行理論」而來的，易醫芳療之五行精油的養生方式，首先要探究的是「東、西方的哲學性」以及「東、西方藥草的療癒性」在身心的範疇，我們如何從身跟心去理解養生、健康與保健，以及如何在東、西方的分野中去看待整體。

　　東、西方主要在於哲學性的發展不同，東方能從《易經》中去了解，在《黃帝內經》裡也提到所有宇宙的現象，是從無極生太極、太極生兩儀、兩儀生四相，在四相當中而有木、火、土、金、水相生剋的哲學性，講述從「無」到「有」的概念。透過其哲學性，去看待一個人如何養生及生活，以及人生的態度要以何為依據。

　　在五行的概念中，我們可以從所謂相對的概念，去理解木、火、土、金、水。因為有木，相對的才有火；因為有火，相對的才有土；因為有土，相對的才有金；因為有金，相對的才有水；因為有水，相對的才有木。就五行的屬性上，是以相對的概念去講述。就如同愛因斯坦的相對論，有了木才有火的元素，有了火才有土的元素，有了土才有金的元素，有了金才有水的元素，有了水才有木的元素，它們是相對而論的，在易醫裡，五行是相對的概念。就如同行星的運作及所有物質界，其能量現象以正旋的能量去運作，而展開其人生及宇宙的能量現象。

　　西方哲學性以及宇宙能量的現象，是從科學性的角度去探究宇宙人生的道理，由生命體的現象以及科學的驗證，講述的角度是從物質層面開始發展，就地、水、火、風、空的絕對現象中，講「有」到「無」再到「空」的概念，去探究宇宙的整體。因此從西方的科學性及宇宙的能量現象，可以看到西方哲學所講述的「絕對性」，正如同行星逆旋，在科學性的實質能量軸中讓我們回歸。

　　要看芳療科學性及化學結構的現象，可以從精油化學結構十字座標圖中，透過行星逆旋方式和回歸的理論，發現其祕密在於——東方五行相生的概念及五行精油的意涵。

　　東方人所探討的五行觀念，大家耳熟能詳，能夠脫口而出的金、木、水、火、土。西方藥草療法在於植物的科學性，以精油化學結構十字座標圖來說明，透過東方金、木、水、火、土五行的特性，就能夠了解西方從「有」的物質界到「無」的哲學性及回歸的特性，了解其真正的宇宙現象，也正是「易醫芳療之五行精油」的「黃金密碼」。這也意味著，從《黃帝內經》及《易經》所闡述五行的現象裡，講述的是宇宙的現象及生命的開展，所有宇宙的生命現象及物質界，是從「無」到「有」而出來的，如同行星正旋的方式讓能量開展出來，這正是易醫其五行精油的哲學性。

　　在哲學的探究中讓我們清楚明白，站在個人意識的角度，才有了所有的宇宙現象和物質界人類所有事物的開展，也說明了，大宇宙及個人體內小宇宙的現象都不離五行。許多生命的現象、人類如何生活，以及如何養生的所有概念，都涵蓋在五行的哲學中，這就是重要的易醫理念，亦是現代人終其一生想要了解的如何養生、如何保健，以及希望回春，真正的精髓所在。

　　易醫依據中國哲學思想，透過宇宙現象及植物生長於四季的變化，所得到的生命智慧；加上從臨床的實證中，經年累月的累積所證實的實用科學性。這是易醫及藥草療法的運用，真正的精神所在。

　　在人類的生存上，如何運用物質界的自然現象，達到身心的平衡，及人類生命最高追尋的目標？透過「有」的物質界回歸到「無」的空間概念中，去探究西方藥草療法中芳療的精油使用，以達到養生保健。而科學性精油化學結構的十字座標圖，可以從東方的五行概念裡找到其真正的對應位置，這是易醫與芳療運用五行精油非常重要的原因。

2 五行精油科學化與生活化

植物精油的天然芳香分子，
對生理症狀有各種不同的作用與功效，
也對身、心、靈有重要的影響。
自然界植物的芳香化學結構，
詳盡地分析了植物精油，
使植物得以做科學化的運用。

植物精油的化學結構

　　植物精油的使用，在西方有上千年的歷史，尤其日常生活上，已成為人們不可或缺的保健養生方式。從十九世紀開始，透過植物精油的化學結構，已經有許多臨床經驗，使用在醫療預防醫學上，有愈來愈多的科學研究證實了植物精油的功效。

精油化學結構十字座標圖

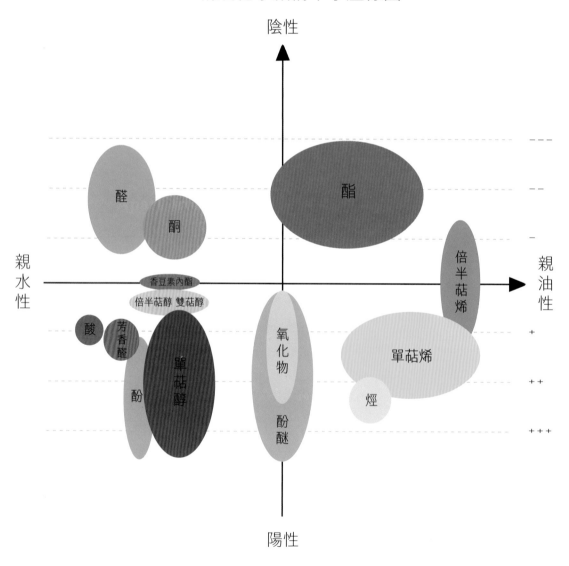

精油化學結構的作用

化學成分	作用
1 氧化物 Oxide	化痰、激勵、促進循環、增強血氧
2 酯類 Ester	助眠、鎮靜安撫、抗痙攣、消炎止痛
3 單帖烯 Monoterpene	止痛、抗菌、幫助消化、增強免疫力
4 酮類 Monoketone	再生神經、化痰、消脂
5 倍半萜酮 Sesquiketone、雙酮 Diketone、三酮 Triketones	促進皮膚再生、抗黏液、化痰、去瘀
6 倍半帖烯 Sesquiterpene	抗發炎、抗菌、防腐、止痛、安撫
7 醛類 Aldehyde	鎮靜、消炎、抗菌、降血壓、助眠
8 酸類 Acids	消炎、止痛、抗痙攣、退燒
9 醚類 Ether	平衡神經、抗痙攣、止吐、去痰
10 香豆素 Coumarin	抗痙攣、促進血循、退燒、降血壓
11 苯基酯 Benzene-based Ester	抗沮喪、抗焦慮、催情、護膚
12 單帖醇 Monoterpenol	抗微生物、增強免疫、平衡、抗衰老
13 倍半帖醇 Sesquiterpenol	強心、增強免疫、內分泌、皮膚再生
14 芳香醛 Aromatic Aldehyde	抗感染、助消化、壯陽、抗腫瘤
15 酚類 Phenol	增強免疫、抗微生物、止痛、殺菌、防腐

五行與十字座標精油化學結構

　　化學結構十字座標圖，是由法國化學家暨藥劑學家法蘭貢（Pierre Franchomme）和法國潘威爾醫生（Dr. Daniel Penoel）所創立的，是以十字座標的四個象限來表示化學結構的屬性。

　　十字座標橫軸的兩端，表現其親水和親油的特性；縱軸兩端，表現所帶正電、負電的屬性。藉由四個座標的標示，從科學化的角度，去分類植物精油的化學結構，是目前植物精油在學術化的學習上很重要的科學依據。

五行精油化學結構十字座標圖

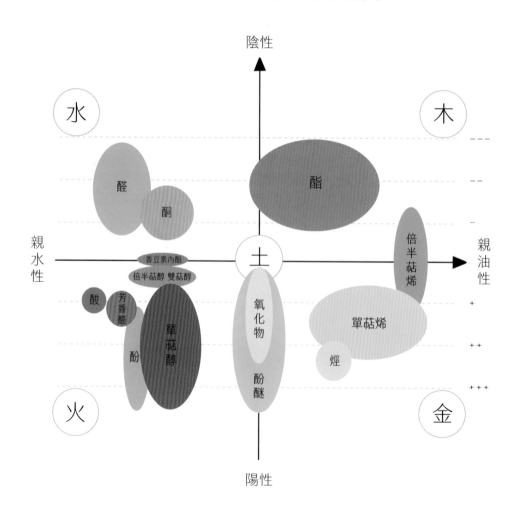

五行與十字座標的精油化學結構，是以金、木、水、火、土的論點，將十字座標圖的五行區分出來，因此就能夠透過五行和《易經》的卦象，將植物精油的化學結構，做為調配五行精油的依據。

五行十字座標精油化學結構圖，讓我們能夠從五行、陰陽、太極的特性去了解精油。易醫芳療之五行精油也是透過《易經》的理論基礎，去理解植物精油的化學結構。

就如同目前宇宙中存有科學無法理解的宇宙現象一樣，如麥田圈的宇宙訊息，就有多次陰陽太極的圖騰。從這個方面去探究，陰陽五行的論述與宇宙科學的未知領域，應有著重要的關聯。

麥田圈之五行精油化學結構十字座標太極圖

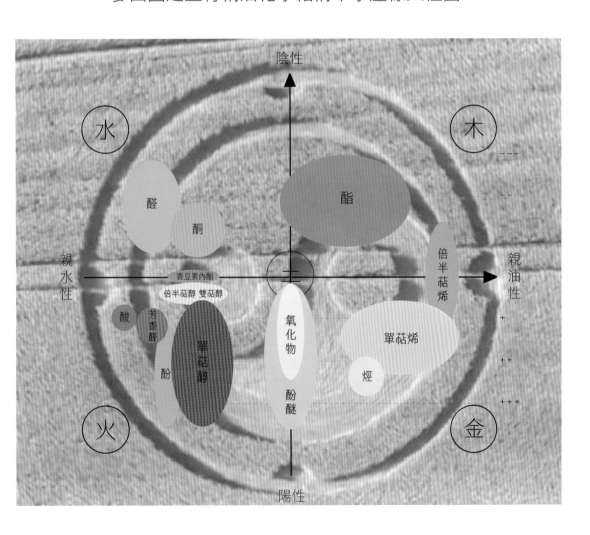

　　透過陰陽五行的特性，去訂定植物精油化學結構的十字座標，從易醫和芳療的角度去認識植物精油的運用，將東西方的養生哲學以及藥草做實際運用，除了帶來更多植物藥草的知識，也可為人類謀福利。

易醫芳療之五行精油化學結構十字座標圖

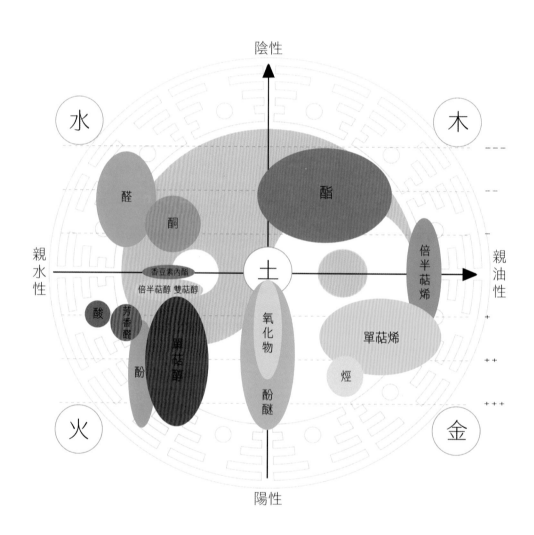

五行與金字塔三角化學結構

三角芳香分子化學結構，是由法國學者飛利浦馬勒畢優（Phillippe Mailhebiau）所創立。這是將生理的不同症狀，透過有如金字塔的三角圖形，提供了另一種化學結構對人體生理、心理的分類依據。

在這如同金字塔的三角芳香分子圖中：三角芳香分子左邊的化學結構，可處理對應的生理特性，如發炎——紅腫、熱痛、降溫；三角芳香分子右邊的化學結構，可處理對應的生理特性，如硬化——老化、退化、僵硬、多餘組織、腫瘤；三角芳香分子下邊的化學結構，可處理對應的生理特性，如感染、元氣不足、各種病菌、病毒、真菌、細菌；三角芳香分子中間的化學結構，可處理對應的生理特性，如抗痙攣、內在衝突、整合五臟六腑。

三角芳香分子化學結構圖的分類中，也能夠看到：對應左邊化學結構的內分泌系統，對應右邊化學結構的神經系統，對應下邊化學結構的免疫系統，對應中間化學結構的消化系統，同時也和情感、心理、物理的層面相對應。

所謂五行與金字塔三角化學結構的理論，也就是透過五行在十字座標的分類上，對應三角芳香分子化學結構的概念，我們將它稱為「金字塔三角化學結構」理論。

藉由金、木、水、火、土在十字座標的分類中，去界定五行於金字塔三角化學結構的對應，就能夠找到五行和情緒、情感、物理、心理，在金字塔三角化學結構的相關連性。因此，藉由五行十字座標－金字塔三角化學結構圖，就能夠更深入了解，生理之於身、心、靈的相對應的關係。五行與金字塔三角化學結構能為我們帶來的另一種科學性的思維。

精油化學結構──三角芳香分子圖

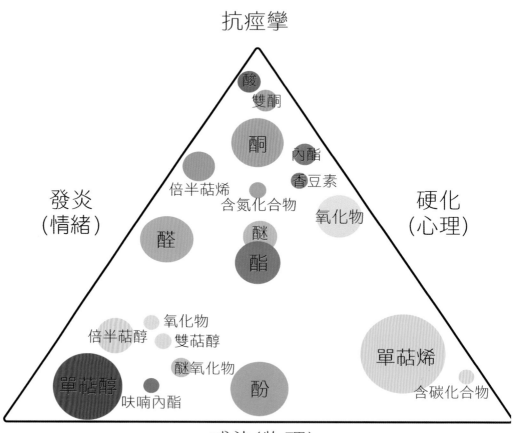

五行十字座標——金字塔三角化學結構圖（一）

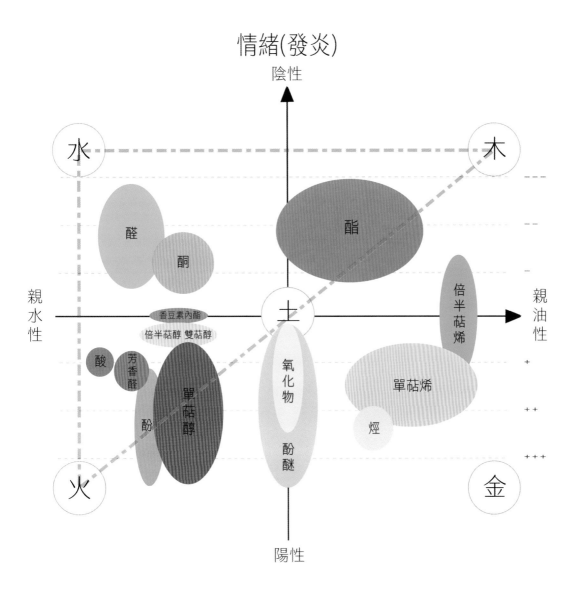

五行十字座標──金字塔三角化學結構圖（二）

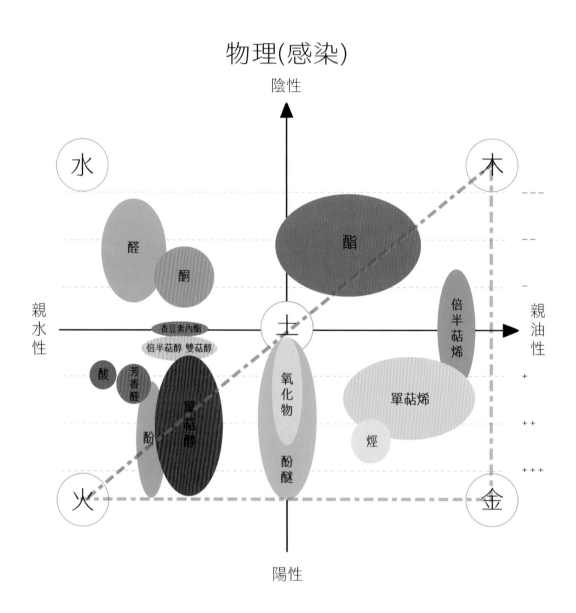

物理(感染)

陰性

水　　　　　　　　　　　　　木

醛　　　　酯

酮

親水性　香豆素內酯　　土　　　親油性

倍半萜醇 雙萜醇　　　　倍半萜烯

酸　芳香醛

氧化物　　單萜烯

單萜醇　　　　　烴

酚

酚醚

火　　　　　　　　　　　　金

陽性

五行十字座標──金字塔三角化學結構圖（三）

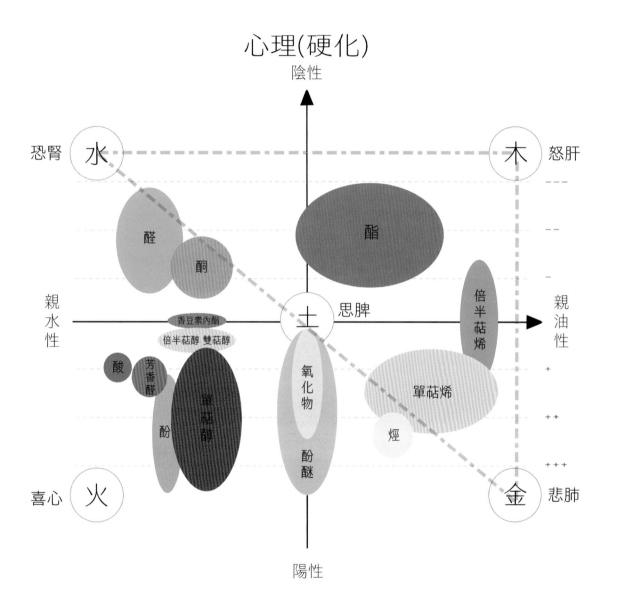

日常生活中的五行

　　五行學說是以五行特性為依據，將自然界的各種事物和現象分別歸屬於木、火、土、金、水五大類，而每一類事物和現象之間，都有著相同或相似的特定屬性，彼此構成了一定的聯繫。

　　五行的變化及其運行，蘊藏著大自然與人類在物質界的所有現象。五行木、火、土、金、水，其相生與其相剋的屬性，含藏了所有一切物質的變化。

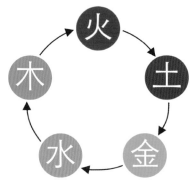

五行相生圖

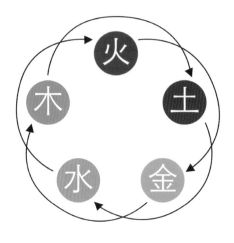

五行相剋圖

易醫學在「天人相應」思想指導下，以五行為中心，以空間的五方、時間結構的五季、人體結構的五臟為基本框架，將自然界的各種事物，以及人體的生理、病理現象，按其屬性進行歸納，從而將人體的生命活動與自然界的事物或現象連繫起來，形成了人體內外環境的五行結構系統，用以說明人體與自然環境的統一。

日常生活及《易經》中的五行對應表

五行		木	火	土	金	水
人體	變動	握	憂	噦	咳	栗
	五聲	呼	笑	歌	哭	呻
	情志	怒	喜	思	悲	恐
	形體	筋	脉	肉	皮	骨
	五官	目	舌	口	鼻	耳
	五腑	膽	小腸	胃	大腸	膀胱
	五臟	肝	心	脾	肺	腎
《易經》	五腑	震	離	艮	乾	坎
	五臟	巽	離	坤	兌	坎
	五季	春	夏	長夏	秋	冬
	五方	東	南	中	西	北
自然界	五氣	風	暑	濕	燥	寒
	五化	生	長	化	收	臟
	五色	青	赤	黃	白	黑
	五味	酸	苦	甘	辛	咸
	五音	角	徵	宮	商	羽

易醫五行之特性

　　易醫中就五行的學說去了解五行的特性，是對木、火、土、金、水五種物質的基本認識所形成的概念，並用以分析五行屬性的基本原則。雖然木、火、土、金、水是代表五行，但也超越了這五個物質本身的概念，即五行彼此之間有「相對」的概念：因為是「木」所以才有「火」，是「火」才有「土」，有了「土」另一個相對的才是「金」，有「金」才有「水」，有了「水」才有「木」的對應。

　　易醫講述的五行是「相對」的概念，而西方所說的五大元素地、水、火、風、空是「絕對」的理論。在五行的定義上，《尚書·周書·洪範》「水曰潤下，火曰炎上，木曰曲直，金曰重革，土爰稼牆」即說明了五行特性的絕對性。

☐水的特性：

　　有滋潤、寒涼、向下、閉藏、運行的作用性質都歸屬於水。

☐火的特性：

　　有溫熱、上升、熱騰、茂盛的作用性質都歸屬於火。

☐木的特性：

　　有升發、條達、舒暢、生長、向上、向外的作用性質都歸屬於木。

☐金的特性：

　　有肅降、收斂、變革、順從、改革的作用性質都歸屬於金。

☐土的特性：

　　有承載、受納、生化、長養、播種、收穫的作用性質都歸屬於土。

　　五行的五種物質特性，藉由引述歸納，以易醫五行的整體觀點去理解，五行已不再是原來所認知的五種物質，而是具有更廣泛和相對的意義。

　　就像下面詩句，闡述五行天人合一的思想、境界：

心門打開化天地
乾坤扭轉是太平
陰陽五行轉乾坤
一切虛空歸於心

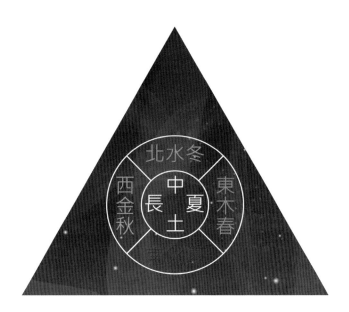

3 五行對應六十種植物精油

金

葡萄柚／桔／甜橙

檸檬／歐洲赤松／高地杜松

絲柏／香桃木／歐白芷根

蒔蘿／乳香／岩玫瑰／黑胡椒

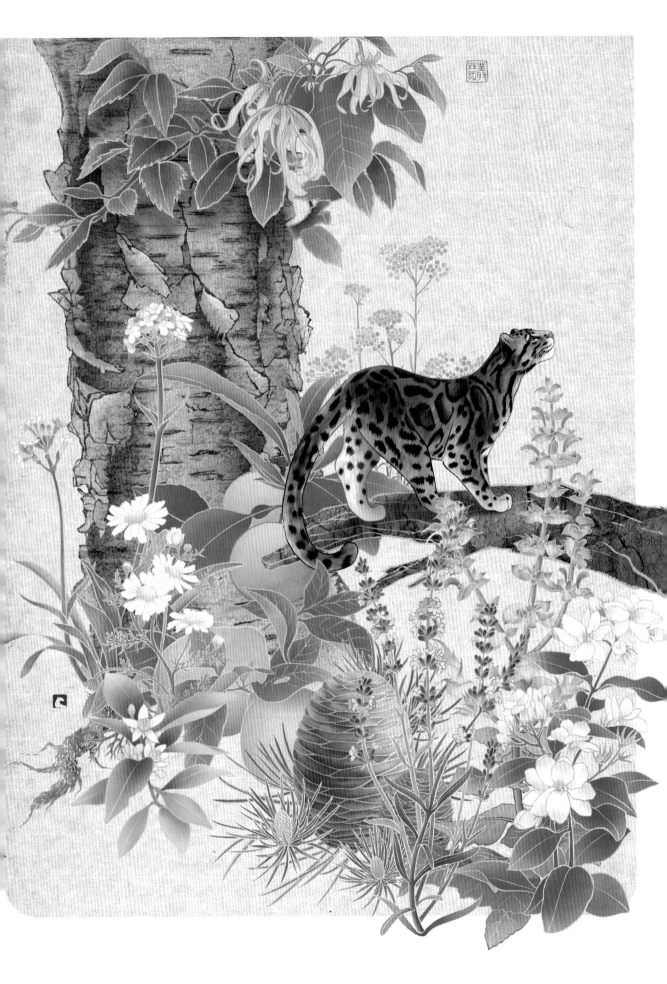

01 葡萄柚 Grapefruit

精油名稱	葡萄柚
拉丁學名	Citrus paradisi
主要產地	以色列
萃取部位	果皮
精油成分屬性	單萜烯類
陰陽屬性	陽
五行分類	金
五行臟腑對應	肺、大腸

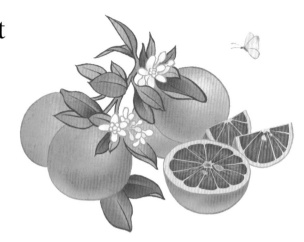

葡萄柚精油十字座標圖

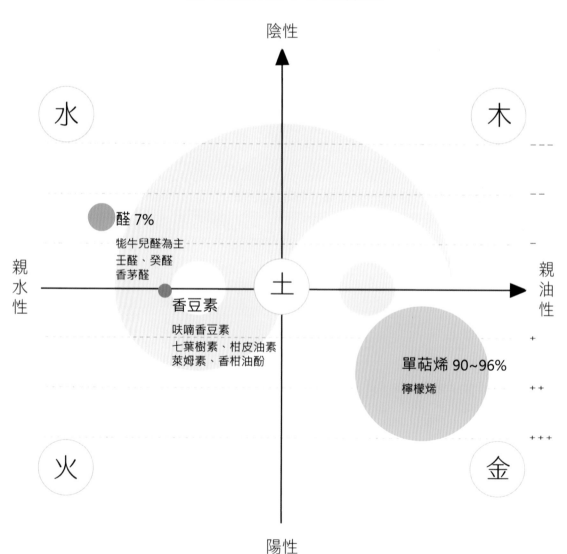

陰性

水　　　　　　　　　木

親水性　　　　　　　　　親油性

醛 7%

牻牛兒醛為主
壬醛、癸醛
香茅醛

土

香豆素

呋喃香豆素

七葉樹素、柑皮油素
萊姆素、香柑油酚

單萜烯 90~96%

檸檬烯

+

++

+++

火　　　　　　　　　金

陽性

葡萄柚精油對應表

化學結構對應生理臟腑

⌘ 葡萄柚主要化學結構為單帖烯，五行歸類為金，對應臟腑為肺、大腸，對此臟腑相關的生理會有幫助，於肺、大腸的各種病症都有直接作用。

⌘ 次少比例精油成分醛類、香豆素，在五行中屬水，對應臟腑為腎、膀胱。

五行相生對應生理特性

⌘ 五行中金生水，從五行的相生裡，我們就能夠去推斷，對於所對應的相關生理臟腑有幫助，因此從五行的相生中就能夠理解，葡萄柚精油具備五行中金、水的屬性。

⌘ 相對於主要精油成分單萜烯以外的其他化學結構，以五行中屬水的醛類、香豆素，在生理的的作用上，具有抗菌、抗氧化、抗黴菌、利尿、激勵、補身，有益神經、消化、循環、淋巴系統。

五行財格對應生理特性

⌘ 五行中金為火的財格，水為土的財格，在五行裡財格是《易經》卦象中，許多人所追求的。

⌘ 葡萄柚以單萜烯為主要成分，精油中醛類、香豆素的比例較少。其不同化學結構比例的協同性，從五行精油的關係裡就更能夠了解，葡萄柚是很好的神經系統調節劑，對生理有整體的幫助，能夠促進膽汁分泌、分解脂肪、鎮靜神經、抗時差、助眠，能夠利尿、抗水腫、改善蜂窩組織炎，對於淋巴代謝的生理症狀有益。

五行七情對應情緒

⌘ 葡萄柚精油在五行歸類為金，在易醫七情屬性裡和憂、悲情緒的臟腑對應。

⌘ 次少比例精油成分醛類、香豆素，對應五行中水的屬性，在易醫七情裡和恐、驚的情緒有關。

⌘ 在特殊化學結構的比例下，葡萄柚能夠提振精神、激勵情緒，抗壓力、憂鬱、沮喪、焦慮、緊張、不安的情緒。

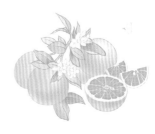

02 紅桔 Mandarin

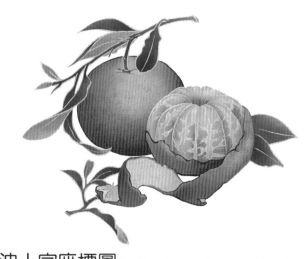

精油名稱	紅桔
拉丁學名	Citrus reticulata
主要產地	義大利、法國
萃取部位	果皮
精油成分屬性	單萜烯類
陰陽屬性	陽
五行分類	金
五行臟腑對應	肺、大腸

紅桔精油十字座標圖

紅桔精油十字座標圖

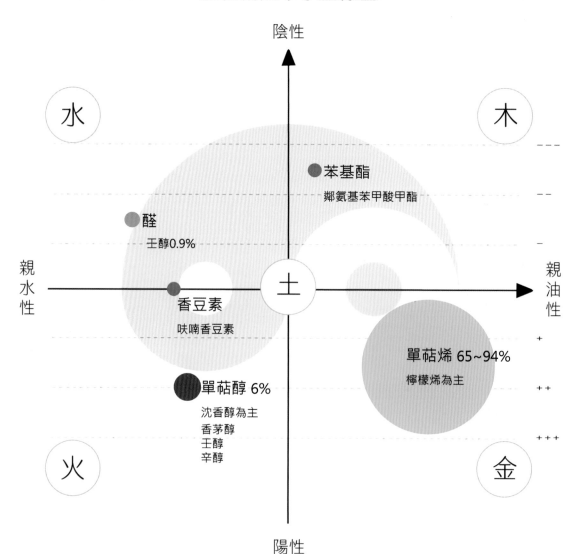

陰性

水　　　　　　　木

●苯基酯
鄰氨基苯甲酸甲酯

●醛
壬醇0.9%

親水性　　　　　土　　　　　親油性

●香豆素
呋喃香豆素

單萜烯 65~94%
檸檬烯為主

●單萜醇 6%

沈香醇為主
香茅醇
壬醇
辛醇

火　　　　　　　金

陽性

紅桔精油對應表

化學結構對應生理臟腑

⌘ 紅桔主要化學結構為單萜烯，五行歸類為金，對應臟腑為肺、大腸，對此臟腑相關的生理會有幫助，於肺、大腸的各種病症都有直接作用。

⌘ 次少比例精油成分單萜醇，在五行中屬火，對應臟腑為心、小腸。

⌘ 較少比例精油成分醛類、香豆素，在五行中屬水，對應臟腑為腎、膀胱。

⌘ 更少比例精油成分苯基酯，在五行中屬木，對應臟腑為肝、膽。

五行相生對應生理特性

⌘ 五行中金生水，從五行的相生裡，我們就能夠去推斷，對於所對應相關的生理臟腑有幫助，因此從五行的相生中就能夠理解，紅桔精油具備在五行中金、火、水、木的五行。

⌘ 相對於主要精油成分單萜烯以外的其他化學結構，以五行中屬火的單萜醇，屬水的醛類、香豆素，屬木的苯基酯，在生理的作用上，具有鎮靜、抗菌、抗黴菌、健胃、抗痙攣、利消化、補身、細胞再生，有益神經、消化、循環、內分泌系統。

五行財格對應生理特性

⌘ 五行中金為火的財格，火為水的財格，在五行裡財格是《易經》卦象中，許多人所追求的。

⌘ 紅桔以單萜烯為主要成分，精油中單萜醇、醛類、香豆素、苯基酯的比例較少。其不同化學結構比例的協同性，從五行精油的關係裡就更能夠了解，紅桔具有安撫神經、助眠的功效，對於所有神經性的各種身心問題，會有其特殊相關性的幫助;也是血管的滋補劑，可以改善心悸、靜脈曲張、降血糖，相對較溫和，適合老人、小孩、體弱者和所有人使用，在五行上屬於較平衡及全面的精油。

五行七情對應情緒

⌘ 紅桔精油在五行歸類為金，在易醫七情屬性裡和憂、悲情緒的臟腑對應。

⌘ 次少比例精油成分單萜醇，對應五行中火的屬性，在易醫七情裡和喜的情緒有關。

⌘ 較少比例精油成分醛類、香豆素，對應五行中水的屬性，在易醫七情裡和恐、驚的情緒有關。

⌘ 更少比例精油成分苯基酯，對應五行中木的屬性，在易醫七情裡和怒的情緒有關。

⌘ 在特殊化學結構的比例下，紅桔對於許多情緒問題都有較全面的作用，能夠提振精神，對恐慌、沮喪、焦慮等情緒都有幫助。

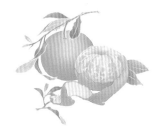

03 甜橙 Sweet Orange

精油名稱	甜橙
拉丁學名	Citrus Sinensis
主要產地	義大利、美國
萃取部位	果皮
精油成分屬性	單萜烯類
陰陽屬性	陽
五行分類	金
五行臟腑對應	肺、大腸

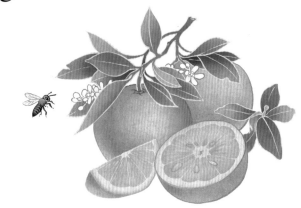

甜橙精油十字座標圖

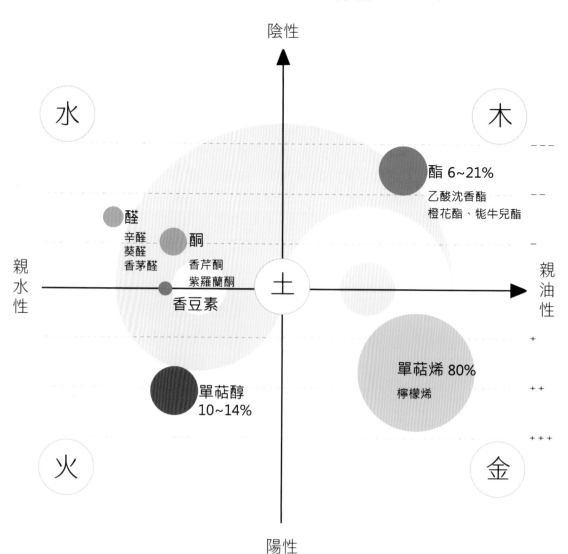

陰性

水　　　　　　　　木

酯 6~21%
乙酸沈香酯
橙花酯、牻牛兒酯

醛
辛醛
葵醛　　　酮
香茅醛　　香芹酮
　　　　　紫羅蘭酮
親水性　　　香豆素　　　土　　　　　　　　親油性

＋

單萜烯 80%
檸檬烯

單萜醇
10~14%　　　　　　　＋＋

＋＋＋

火　　　　　　　　金

陽性

甜橙精油對應表

化學結構對應生理臟腑

⌘ 甜橙主要化學結構為單萜烯，五行歸類為金，對應臟腑為肺、大腸，對此臟腑相關的生理會有幫助，於肺、大腸的各種病症都有直接作用。

⌘ 次少比例精油成分酯類，在五行中屬木，對應臟腑為肝、膽。

⌘ 較少比例精油成分單萜醇，五行中屬火，對應臟腑為心、小腸。

⌘ 更少比例精油成分醛類、香豆素，在五行中屬水，對應臟腑為腎、膀胱。

五行相生對應生理特性

⌘ 五行中金生水，水生木，木生火，從五行的相生裡，我們就能夠去推斷，對於所對應相關的生理臟腑有幫助，因此從五行的相生中就能夠理解，甜橙精油具備在五行中金、木、火、水的五行。

⌘ 相對於主要精油成分單萜烯以外的其他化學結構，以五行中屬木的酯類，屬火的單萜醇，屬水的醛類、香豆素，在生理的作用上，具有鎮靜、抗菌、抗黴菌、抗痙攣、利消化、激勵、補身，有益神經、呼吸、消化、免疫、循環系統。

五行財格對應生理特性

⌘ 五行中金為火的財格，火為水的財格，木為金的財格，在五行裡財格是《易經》卦象中，許多人所追求的。

⌘ 甜橙以單萜烯為主要成分，精油中酯類、單萜醇、醛類、香豆素的比例較少。其不同化學結構比例的協同性，從五行精油的關係裡就更能夠了解，甜橙能夠讓許多人感受到溫暖以及滿足，也能夠協助許多身心問題的改善，對心血管、循環有很大的幫助，能夠改善心悸、水腫，和許多消化系統的問題，以及增加一個人的胃口，會是很全面適合所有人的精油，也被稱為是兒童的必備快樂精油。

五行七情對應情緒

⌘ 甜橙精油在五行歸類為金，在易醫七情屬性裡和憂、悲情緒的臟腑對應。

⌘ 次少比例精油成分酯類，對應五行中木的屬性，在易醫七情裡和怒的情緒有關。

⌘ 較少比例精油成分單萜醇，對應五行中火的屬性，在易醫七情裡和喜的情緒有關。

⌘ 更少比例精油成分醛類、香豆素，對應五行中水的屬性，在易醫七情裡和恐、驚的情緒有關。

⌘ 在特殊化學結構的比例下，甜橙對於許多情緒問題都有幫助，在安撫情緒給予滿足和支持，以及在提振精神、再生活力，抗沮喪、憂鬱、焦慮、緊張等情緒都有幫助。

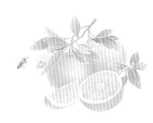

04 檸檬 Lemon

精油名稱　　　　檸檬
拉丁學名　　　　Citrus limonum
主要產地　　　　美國、阿根廷、以色列、法國
萃取部位　　　　果皮
精油成分屬性　　單萜烯類
陰陽屬性　　　　陽
五行分類　　　　金
五行臟腑對應　　肺、大腸

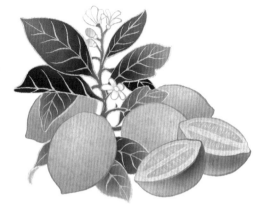

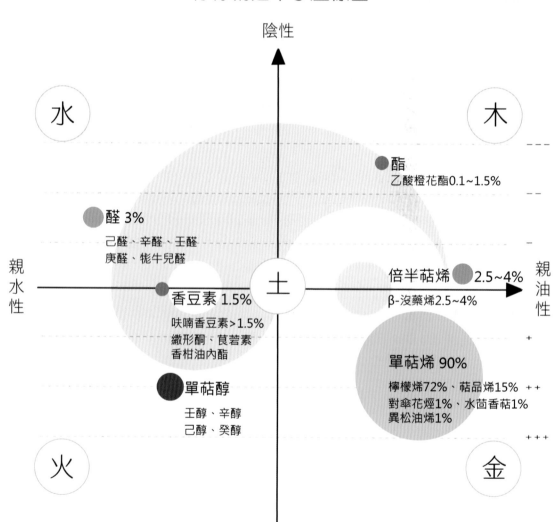

檸檬精油十字座標圖

陰性

水

木

酯
乙酸橙花酯0.1~1.5%

醛 3%
己醛、辛醛、壬醛
庚醛、牻牛兒醛

親水性

倍半萜烯　2.5~4%
β-沒藥烯2.5~4%

親油性

香豆素 1.5%
呋喃香豆素>1.5%
繖形酮、莨菪素
香柑油內酯

土

單萜烯 90%
檸檬烯72%、萜品烯15%　++
對傘花烴1%、水茴香萜1%
異松油烯1%

+

單萜醇
壬醇、辛醇
己醇、癸醇

火

金

陽性

+++

檸檬精油對應表

化學結構對應生理臟腑

✿ 檸檬主要化學結構為單萜烯，五行歸類為金，對應臟腑為肺、大腸，對此臟腑相關的生理會有幫助，於肺、大腸的各種病症都有直接作用。

✿ 次少比例精油成分酯類、倍半萜烯，在五行中屬木，對應臟腑為肝、膽。

✿ 較少比例精油成分單萜醇，在五行中屬火，對應臟腑為心、小腸。

✿ 更少量比例精油成分醛類、香豆素，在五行中屬水，對應臟腑為腎、膀胱。

五行相生對應生理特性

✿ 五行中金生水，水生木，木生火，從五行的相生裡，我們就能夠去推斷，對於所對應相關的生理臟腑有幫助，因此從五行的相生中就能夠理解，檸檬精油具備在五行中金、木、火、水的五行。

✿ 相對於主要精油成分單萜烯以外的其他化學結構，以五行中屬木的酯類、倍半萜烯，屬火的單萜醇，屬水的醛類、香豆素，在生理的的作用上，具有抗菌、抗病毒、抗鏈球菌、抗風濕、收斂、利尿、清血、止血、降血壓、降血糖、退燒、補身，有益呼吸、消化、免疫、循環系統。

五行財格對應生理特性

✿ 五行中金為火的財格，火為水的財格，木為金的財格，在五行裡財格是《易經》卦象中，許多人所追求的。

✿ 檸檬以單萜烯為主要成分，精油中酯類、倍半萜烯、單萜醇、醛類、香豆素的比例較少。其不同化學結構比例的協同性，從五行精油的關係裡就更能夠了解，檸檬會讓許多人感受到清新以及提振，可以促進淋巴、血循，改善貧血、靜脈曲張、痔瘡、水腫，針對呼吸、腸胃道、皮膚的許多生理問題都有顯著的功效。對於整體免疫系統有幫助，能夠淨化血液，是糖尿病的輔藥，也是少數對白血球、紅血球有益的精油，有循環系統補藥的美譽，更是適合所有人的溫和精油。

五行七情對應情緒

✿ 檸檬精油在五行歸類為金，在易醫七情屬性裡和憂、悲情緒的臟腑對應。

✿ 次少比例精油成分酯類、倍半萜烯，對應五行中木的屬性，在易醫七情裡和怒的情緒有關。

✿ 較少比例精油成分單萜醇，對應五行中火的屬性，在易醫七情裡和喜的情緒有關。

✿ 更少比例精油成分醛類、香豆素，對應五行中水的屬性，在易醫七情裡和恐、驚的情緒有關。

✿ 在特殊化學結構的比例下，檸檬和許多柑橘屬的精油一樣，對於許多情緒問題都有幫助，能夠抗焦慮、憂鬱、疲憊、紓解壓力、安撫煩躁情緒，帶來較清晰的思緒，以及提振精神的作用。

05 歐洲赤松 Scotch pine

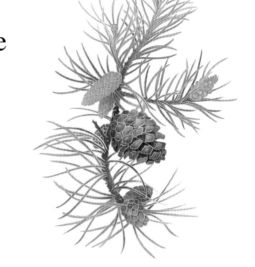

精油名稱　　　歐洲赤松
拉丁學名　　　Pinus sylvestris
主要產地　　　法國、埃及
萃取部位　　　針葉
精油成分屬性　單萜烯類
陰陽屬性　　　陽
五行分類　　　金
五行臟腑對應　肺、大腸

歐洲赤松精油十字座標圖

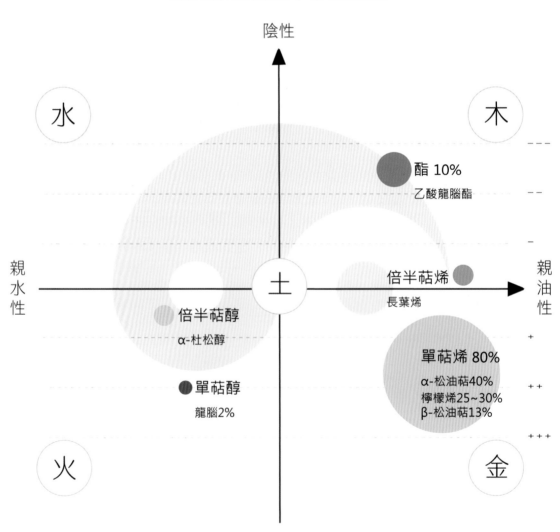

陰性

水　　　木

酯 10%
乙酸龍腦酯

親水性　　　　　　　　　　　親油性

倍半萜烯
長葉烯

土

倍半萜醇
α-杜松醇

單萜醇
龍腦2%

單萜烯 80%
α-松油萜40%
檸檬烯25~30%
β-松油萜13%

+

++

+++

火　　　金

陽性

歐洲赤松精油對應表

化學結構對應生理臟腑

※ 歐洲赤松主要化學結構為單萜烯，五行歸類為金，對應臟腑為肺、大腸，對此臟腑相關的生理會有幫助，於肺、大腸的各種病症都有直接作用。

※ 次少比例精油成分酯類、倍半萜烯，在五行中屬木，對應臟腑為肝、膽。

※ 較少量比例精油成分單萜醇、倍半萜醇，在五行中屬火，對應臟腑為心、小腸。

五行相生對應生理特性

※ 五行中木生火，從五行的相生裡，我們就能夠去推斷，對於所對應相關的生理臟腑有幫助，因此從五行的相生中就能夠理解，歐洲赤松精油具備在五行中金、木、火的五行。

※ 相對於主要精油成分單萜烯以外的其他化學結構，以五行中屬木的酯類、倍半萜烯，屬火的單萜醇、倍半萜醇，在生理的的作用上，具有鎮靜、抗菌、抗黴菌、抗感染、抗痙攣、抗發炎、抗病毒、促進血循、降血壓，有益呼吸、消化、循環、肌肉、生殖、內分泌系統。

五行財格對應生理特性

※ 五行中金為火的財格，木為金的財格，在五行裡財格是《易經》卦象中，許多人所追求的。

※ 歐洲赤松以單萜烯為主要成分，精油中酯類、倍半萜烯、單萜醇、倍半萜醇的比例較少，其不同化學結構比例的協同性，從五行精油的關係裡就更能夠了解，歐洲赤松能夠協助神經壓力的紓解，促進循環、改善生理痛、肌肉痠痛的許多生理問題，能帶來身心的整體安定。對於呼吸、消化道有幫助以外，具有類荷爾蒙成分，是少數精油中能釋放壓力，和調節壓力荷爾蒙的精油，可以降血壓、改善心律不整、心悸，很適合目前高壓社會的所有人，是很好協助回歸自我中心的精油。

五行七情對應情緒

※ 歐洲赤松精油在五行歸類為金，在易醫七情屬性裡和憂、悲情緒的臟腑對應。

※ 次少比例精油成分為酯類、倍半萜烯，對應五行中木的屬性，在易醫七情裡和怒的情緒有關。

※ 較少量比例精油成分單萜醇、倍半萜醇，對應五行中火的屬性，在易醫七情裡和喜的情緒有關。

※ 在特殊化學結構的比例下，歐洲赤松對於許多因為壓力所產生的情緒問題都有幫助，可以讓身心穩定，抗憂鬱、憤怒、焦躁、緊張、不安、恐慌、沮喪、悲傷，協助找到內心的喜悅並帶來安定。

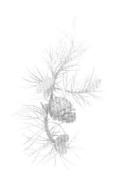

06 杜松 Juniper

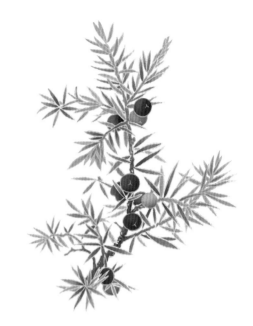

精油名稱　　　高地杜松
拉丁學名　　　Juniperus communis var. montana
主要產地　　　科西嘉島
萃取部位　　　針葉
精油成分屬性　單萜烯類
陰陽屬性　　　陽
五行分類　　　金
五行臟腑對應　肺、大腸

高地杜松精油十字座標圖

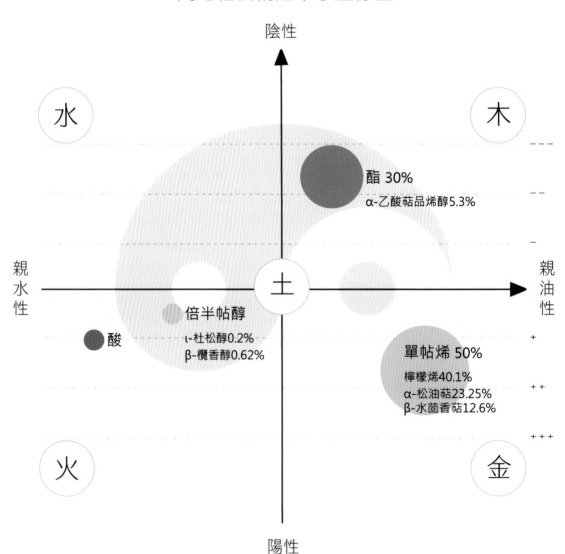

陰性

水　　　　　　　　　　　　　　　　　　　木

酯 30%
α-乙酸萜品烯醇5.3%

親水性　　　　　　　　　土　　　　　　　　親油性

倍半帖醇
ι-杜松醇0.2%
β-欖香醇0.62%

酸

單帖烯 50%
檸檬烯40.1%
α-松油萜23.25%
β-水茴香萜12.6%

火　　　　　　　　　　　　　　　　　　　金

陽性

高地杜松精油對應表

化學結構對應生理臟腑

- ⌘ 杜松主要化學結構為單萜烯，五行歸類為金，對應臟腑為肺、大腸，對此臟腑相關的生理會有幫助，於肺、大腸的各種病症都有直接作用。
- ⌘ 次少比例精油成分酯類，在五行中屬木，對應臟腑為肝、膽。
- ⌘ 較少比例精油成分倍半萜醇、酸類，在五行中屬火，對應臟腑為心、小腸。

五行相生對應生理特性

- ⌘ 五行中木生火，從五行的相生裡，我們就能夠去推斷，對於所對應相關的生理臟腑有幫助，因此從五行的相生中就能夠理解，杜松精油具備在五行中金、木、火的五行。
- ⌘ 相對於主要精油成分單萜烯以外的其他化學結構，以五行中屬木的酯類，屬火的倍半萜醇、酸類，在生理的的作用上，具有鎮痛、抗菌、消炎、抗痙攣、收斂、助產、利神經、激勵、補身、利尿、淨化、排毒，有益神經、消化、循環、淋巴、生殖、泌尿系統。

五行財格對應生理特性

- ⌘ 五行中金為火的財格，木為金的財格，在五行裡財格是《易經》卦象中，許多人所追求的。
- ⌘ 杜松以單萜烯為主要成分，精油中酯類、倍半萜醇、酸類的比例較少，其不同化學結構比例的協同性，從五行精油的關係裡就更能夠了解，杜松具有激勵和強化神經、腎臟的功效，可以帶來氣的循行，是重要的補腎氣精油，能促進血循、加強淋巴代謝，改善靜脈曲張、痔瘡、風濕關節炎、坐骨神經痛、水腫、蜂窩組織炎等症狀，對於環境及身、心、靈具有淨化排毒的功效，是從事身、心、靈的工作者很好的排毒防護精油。

五行七情對應情緒

- ⌘ 杜松精油在五行歸類為金，在易醫七情屬性裡和憂、悲情緒的臟腑對應。
- ⌘ 次少比例精油成分酯類，對應五行中木的屬性，在易醫七情裡和怒的情緒有關。
- ⌘ 較少比例精油成分倍半萜醇、酸類，對應五行中火的屬性，在易醫七情裡和喜的情緒有關。
- ⌘ 在特殊化學結構的比例下，杜松能夠釋放憤怒、紓解壓力、淨化情緒，抗憂鬱、壓抑，是疲憊心靈的補藥。

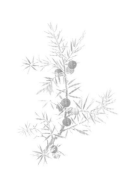

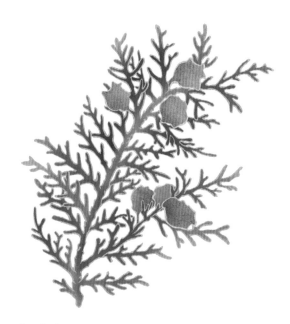

07 絲柏 Cypress

精油名稱	絲柏
拉丁學名	Cupressus sempervirens
主要產地	法國
萃取部位	針葉
精油成分屬性	單萜烯類
陰陽屬性	陽
五行分類	金
五行臟腑對應	肺、大腸

絲柏精油十字座標圖

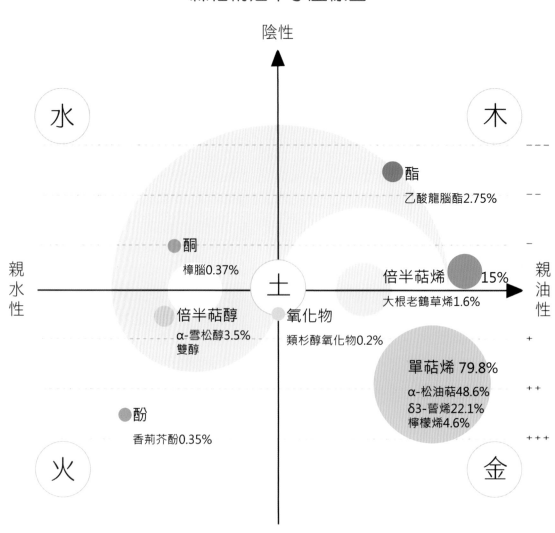

陰性

水　　　　木

酯
乙酸龍腦酯2.75%

酮
樟腦0.37%

倍半萜烯　15%
大根老鶴草烯1.6%

親水性　　　土　　　親油性

倍半萜醇　氧化物
α-雪松醇3.5%　類杉醇氧化物0.2%
雙醇

單萜烯 79.8%
α-松油萜48.6%
δ3-蒈烯22.1%
檸檬烯4.6%

酚
香荊芥酚0.35%

火　　　　金

陽性

絲柏精油對應表

化學結構對應生理臟腑

⌘ 絲柏主要化學結構為單萜烯，五行歸類為金，對應臟腑為肺、大腸，對此臟腑相關的生理會有幫助，於肺、大腸的各種病症都有直接作用。

⌘ 次少比例精油成分倍半萜烯、酯類，在五行中屬木，對應臟腑為肝、膽。

⌘ 較少比例精油成分倍半萜醇、雙醇、酚類，在五行中屬火，對應臟腑為心、小腸。

⌘ 更少比例精油成分酮類，在五行中屬水，對應臟腑為腎、膀胱。

⌘ 很少比例精油成分氧化物，在五行中屬土，對應臟腑為脾、胃。

五行相生對應生理特性

⌘ 五行中金生水，水生木，木生火，火生土從五行的相生裡，我們就能夠去推斷，對於所對應相關的生理臟腑有幫助，因此從五行的相生中就能夠理解，絲柏精油具備在五行中金、木、火、水、土的五行。

⌘ 相對於主要精油成分單萜烯以外的其他化學結構，以五行中屬木的倍半萜烯、酯類，屬火的倍半萜醇、雙醇、酚類，屬水的酮類，屬土的氧化物，在生理的的作用上，具有鎮靜、收斂、止血、抗痙攣、抗菌、抗感染、抗病毒、利尿、補身、收縮血管，有益於神經、呼吸、淋巴、循環、生殖、泌尿、內分泌系統。

五行財格對應生理特性

⌘ 五行中金為火的財格，火為水的財格，水為土的財格，土為木的財格，木為金的財格，在五行裡財格是《易經》卦象中，許多人所追求的。

⌘ 絲柏以單萜烯為主要成分，精油中倍半萜烯、酯類、倍半萜醇、雙醇、酚類、酮類、氧化物的比例較少。其不同化學結構的協同性，從五行精油的關係裡就更能夠了解，絲柏能夠止咳、有益呼吸道感染，促進血循、淋巴代謝，改善水腫、靜脈曲張、痔瘡，對於荷爾蒙有調節的作用，針對卵巢功能、經前症候群、更年期、盜汗、熱潮紅等症狀，有顯著的功效，是重要的兒童及女性精油。

五行七情對應情緒

⌘ 絲柏精油在五行歸類為金，在易醫七情屬性裡和憂、悲情緒的臟腑對應。

⌘ 次少比例精油成分為倍半萜烯、酯類，對應五行中木的屬性，在易醫七情裡和怒的情緒有關。

⌘ 較少比例精油成分倍半萜醇、雙醇、酚類，對應五行中火的屬性，在易醫七情裡和喜的情緒有關。

⌘ 更少比例精油成分酮類，對應五行中水的屬性，在易醫七情裡和恐、驚的情緒有關。

⌘ 很少比例精油成分氧化物，對應五行中土的屬性，在易醫七情裡和思的情緒有關。

⌘ 在特殊化學結構的比例下，絲柏能夠提振精神，安撫焦躁不安的情緒，抗憂鬱、焦慮、驚嚇、憤怒，能夠帶來情緒的紓壓，以及身心靈的靜定。

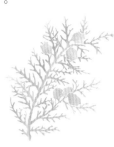

08 歐白芷 Angelica

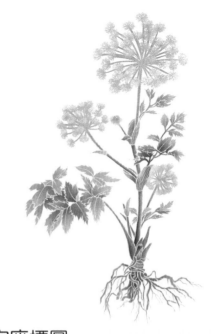

精油名稱	歐白芷
拉丁學名	Angelica archangelica
主要產地	匈牙利
萃取部位	根部
精油成分屬性	單萜烯類
陰陽屬性	陽
五行分類	金
五行臟腑對應	肺、大腸

歐白芷精油十字座標圖

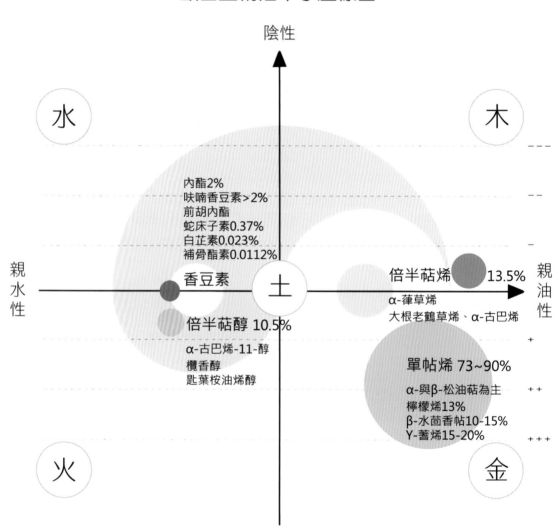

陰性

水　　　　　　　　　　　　　　木

內酯2%
呋喃香豆素>2%
前胡內酯
蛇床子素0.37%
白芷素0.023%
補骨酯素0.0112%

親水性

香豆素　　土　　　倍半萜烯 13.5%

α-蓽草烯
大根老鸛草烯、α-古巴烯

倍半萜醇 10.5%

親油性

α-古巴烯-11-醇
欖香醇
匙葉桉油烯醇

單帖烯 73~90%

α-與β-松油萜為主
檸檬烯13%
β-水茴香帖10-15%
γ-蓍烯15-20%

火　　　　　　　　　　　　　　金

陽性

歐白芷精油對應表

化學結構對應生理臟腑

⌘ 歐白芷主要化學結構為單萜烯，五行歸類為金，對應臟腑為肺、大腸，對此臟腑相關的生理會有幫助，於肺、大腸的各種病症都有直接作用。

⌘ 次少比例精油成分倍半萜烯，在五行中屬木，對應臟腑為肝、膽。

⌘ 較少比例精油成分倍半萜醇，在五行中屬火，對應臟腑為心、小腸。

⌘ 更少比例精油成分香豆素、內酯，在五行中屬水，對應臟腑為腎、膀胱。

五行相生對應生理特性

⌘ 五行中金生水，水生木，木生火，從五行的相生裡，我們就能夠去推斷，對於所對應相關的生理臟腑有幫助，因此從五行的相生中就能夠理解，歐白芷精油具備在五行中金、木、火、水的五行。

⌘ 相對於主要精油成分單萜烯以外的其他化學結構，以五行中屬木的倍半萜烯，屬火的倍半萜醇，屬水的香豆素、內酯，在生理的的作用上，具有鎮靜、抗菌、祛痰、消炎、抗黴菌、抗痙攣、利神經、利尿、通經、激勵、補身的功效，有益神經、呼吸、消化、淋巴、免疫、生殖、泌尿系統。

五行財格對應生理特性

⌘ 五行中金為火的財格，火為水的財格，木為金的財格，在五行裡財格是《易經》卦象中，許多人所追求的。

⌘ 歐白芷以單萜烯為主要成分，精油中倍半萜烯、倍半萜醇、香豆素、內酯的比例較少。其不同化學結構的協同性，從五行精油的關係裡就更能夠了解，歐白芷能夠助眠，對神經系統有整體的幫助，稱為神經系統的補藥。有類腎上腺皮質激素，對荷爾蒙、內分泌有平衡調節的作用，具有通經、激勵的功能，能夠刺激淋巴、循環代謝，幫助身體排毒淨化、利肝脾、改善氣喘、呼吸道感染，在古代被譽為是萬靈丹。

五行七情對應情緒

⌘ 歐白芷精油在五行歸類為金，在易醫七情屬性裡和憂、悲情緒的臟腑對應。

⌘ 次少比例精油成分倍半萜烯，對應五行中木的屬性，在易醫七情裡和怒的情緒有關。

⌘ 較少比例精油成分倍半萜醇，對應五行中火的屬性，在易醫七情裡和喜的情緒有關。

⌘ 更少比例精油成分香豆素、內酯，對應五行中水的屬性，在易醫七情裡和驚、恐的情緒有關。

⌘ 在特殊化學結構的比例下，歐白芷能改善神經衰弱，抗壓力、焦慮、憂鬱、恐懼、驚嚇、壓抑、強化疲憊心靈， 對罪惡感、情緒不穩定有很好的作用。

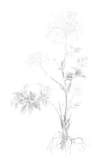

09 白松香 Galbanum

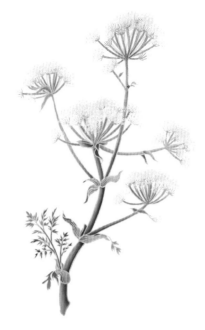

精油名稱	白松香
拉丁學名	Ferula galbaniflua
主要產地	伊朗
萃取部位	樹脂
精油成分屬性	單萜烯類
陰陽屬性	陽
五行分類	金
五行臟腑對應	肺、大腸

白松香精油十字座標圖

白松香精油十字座標圖

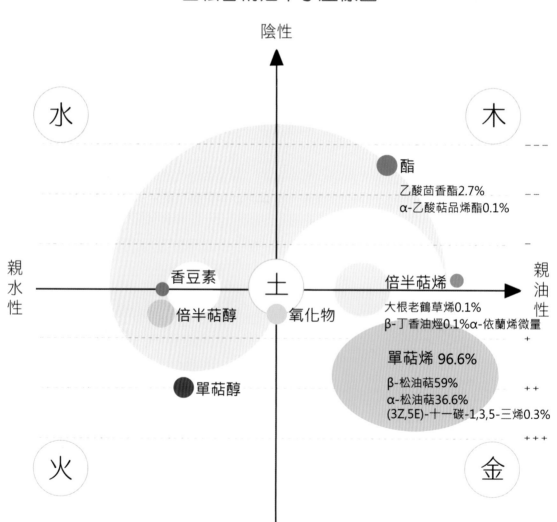

陰性

水　　　木

酯
乙酸茴香酯2.7%
α-乙酸萜品烯酯0.1%

親水性　　香豆素　　土　　倍半萜烯　　親油性
倍半萜醇　　氧化物　　大根老鶴草烯0.1%
β-丁香油烴0.1% α-依蘭烯微量

+

單萜烯 96.6%
β-松油萜59%
α-松油萜36.6%
(3Z,5E)-十一碳-1,3,5-三烯0.3%

++

單萜醇

+++

火　　　金

陽性

白松香精油對應表

化學結構對應生理臟腑

- ⌘ 白松香主要化學結構為單萜烯，五行歸類為金，對應臟腑為肺、大腸，對此臟腑相關的生理會有幫助，於肺、大腸的各種病症都有直接作用。
- ⌘ 次少比例精油成分酯類、倍半萜烯，在五行中屬木，對應臟腑為肝、膽。
- ⌘ 較少比例精油成分倍半萜醇、單萜醇，在五行中屬火，對應臟腑為心、小腸。
- ⌘ 更少比例精油成分香豆素，在五行中屬水，對應臟腑為腎、膀胱。

五行相生對應生理特性

- ⌘ 五行中金生水，水生木，木生火，從五行的相生裡，我們就能夠去推斷，對於所對應相關的生理臟腑有幫助，因此從五行的相生中就能夠理解，白松香精油具備在五行中金、木、火、水的五行。
- ⌘ 相對於主要精油成分單萜烯以外的其他化學結構，以五行中屬木的酯類、倍半萜烯，屬火的倍半萜醇、單萜醇，屬水的香豆素，在生理的的作用上，具有鎮痛、抗感染、止痛、抗痙攣、抗菌、抗氧化、利尿、通經、激勵、補身的功效，有益呼吸、生殖、泌尿、肌肉、淋巴系統。

五行財格對應生理特性

- ⌘ 五行中金為火的財格，火為水的財格，木為金的財格，在五行裡財格是《易經》卦象中，許多人所追求的。
- ⌘ 白松香以單萜烯為主要成分，精油中酯類、倍半萜烯、倍半萜醇、單萜醇、香豆素的比例較少。其不同化學結構比例的協同性，從五行精油的關係裡就更能夠了解，白松香可以改善月經失調、更年期、水腫等問題，具有鎮靜、止痛的功效，對於風濕、關節、肌肉酸痛有很好的作用，在腎臟、淋巴代謝也有幫助，常被運用在慢性及長久的疾病方面的使用。

五行七情對應情緒

- ⌘ 歐白芷精油在五行歸類為金，在易醫七情屬性裡和憂、悲情緒的臟腑對應。
- ⌘ 次少比例精油成分酯類、倍半萜烯，對應五行中木的屬性，在易醫七情裡和怒的情緒有關。
- ⌘ 較少比例精油成分倍半萜醇、單萜醇，對應五行中火的屬性，在易醫七情裡和喜的情緒有關。
- ⌘ 更少比例精油成分香豆素， 對應五行中水的屬性，在易醫七情裡和驚、恐的情緒有關。
- ⌘ 在特殊化學結構的比例下，白松香能夠安撫情緒、紓解壓力，抗焦慮、焦躁、緊張、不安、極端、激烈的情緒，協助帶來情緒的平穩。

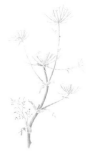

10 蒔蘿 Dill

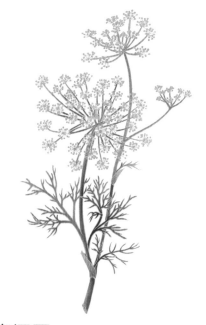

精油名稱	蒔蘿
拉丁學名	Anethum graveolens
主要產地	法國、保加利亞
萃取部位	全株藥草
精油成分屬性	單萜烯類
陰陽屬性	陽
五行分類	金
五行臟腑對應	肺、大腸

蒔蘿精油十字座標圖

蒔蘿精油十字座標圖

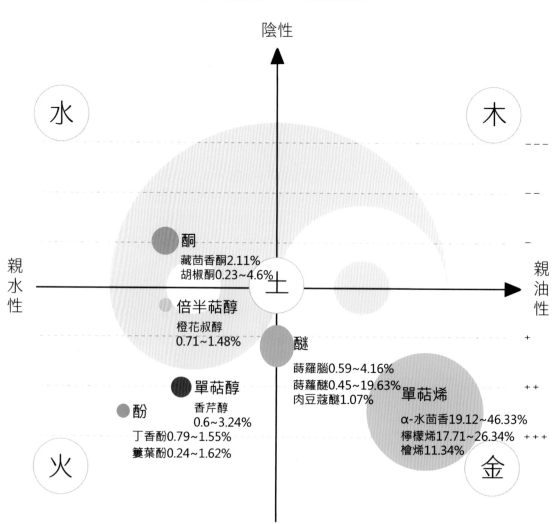

陰性

水　　　　　　　　木

親水性　　　　　　　　　　　親油性

酮
藏茴香酮2.11%
胡椒酮0.23~4.6%

土

倍半萜醇
橙花叔醇
0.71~1.48%

醚
蒔蘿腦0.59~4.16%
蒔蘿醚0.45~19.63%
肉豆蔻醚1.07%

單萜醇
香芹醇
0.6~3.24%
酚
丁香酚0.79~1.55%
簍葉酚0.24~1.62%

單萜烯
α-水茴香19.12~46.33%
檸檬烯17.71~26.34%
檜烯11.34%

火　　　　　　　　金

陽性

蒔蘿精油對應表

化學結構對應生理臟腑

⌘ 蒔蘿主要化學結構為單萜烯，五行歸類為金，對應臟腑為肺、大腸，對此臟腑相關的生理會有幫助，於肺、大腸的各種病症都有直接作用。

⌘ 次少比例精油成分醚類，在五行中屬土，對應臟腑為脾、胃。

⌘ 較少比例精油成分酮類，在五行中屬水，對應臟腑為腎、膀胱。

⌘ 更少比例精油成分單萜醇、倍半萜醇、酚類，在五行中屬火，對應臟腑為心、小腸。

五行相生對應生理特性

⌘ 五行中金生水，火生土，土生金，從五行的相生裡，我們就能夠去推斷，對於所對應相關的生理臟腑有幫助，因此從五行的相生中就能夠理解，蒔蘿精油具備在五行中金、土、水、火的五行。

⌘ 相對於主要精油成分單萜烯以外的其他化學結構，以五行中屬土的醚類，屬水的酮類，屬火的單萜醇、倍半萜醇、酚類，在生理的的作用上，具有鎮靜、抗菌、抗氧化、抗痙攣、利消化、分解黏液、祛痰清肺、助產的功效，有益神經、消化、呼吸、生殖系統。

五行財格對應生理特性

⌘ 五行中金為火的財格，火為水的財格，水為土的財格，在五行裡財格是《易經》卦象中，許多人所追求的。

⌘ 蒔蘿以單萜烯為主要成分，精油中醚類、酮類、單萜醇、倍半萜醇、酚類的比例較少。其不同化學結構比例的協同性，從五行精油的關係裡就更能夠了解，蒔蘿有益消化道，改善脹氣、便秘、消化不良的問題，能夠抗凝血、針對心肌梗塞、腎臟、肝膽有幫助，具有較完整化學結構的蒔蘿，是兒童必備的精油。

五行七情對應情緒

⌘ 蒔蘿精油在五行歸類為金，在易醫七情屬性裡和憂、悲情緒的臟腑對應。

⌘ 次少比例精油成分醚類，對應五行中土的屬性，在易醫七情裡和思的情緒有關。

⌘ 較少比例精油成分酮類，對應五行中水的屬性，在易醫七情裡和驚、恐的情緒有關。

⌘ 更少比例精油成分單萜醇、倍半萜醇、酚類，對應五行中火的屬性，在易醫七情裡和喜的情緒有關。

⌘ 在特殊化學結構的比例下，蒔蘿能夠幫助放鬆心情，對於驚嚇的情緒有安撫的作用、讓心靈得到慰藉。

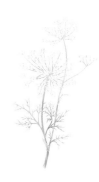

11 乳香 Frankincense

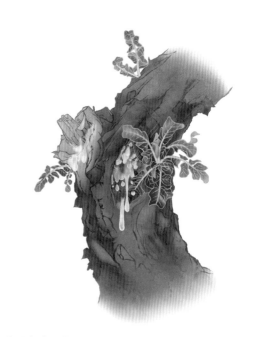

精油名稱	乳香
拉丁學名	Boswellia carterii
主要產地	依索比亞
萃取部位	樹脂
精油成分屬性	單萜烯類
陰陽屬性	陽
五行分類	金
五行臟腑對應	肺、大腸

乳香精油十字座標圖

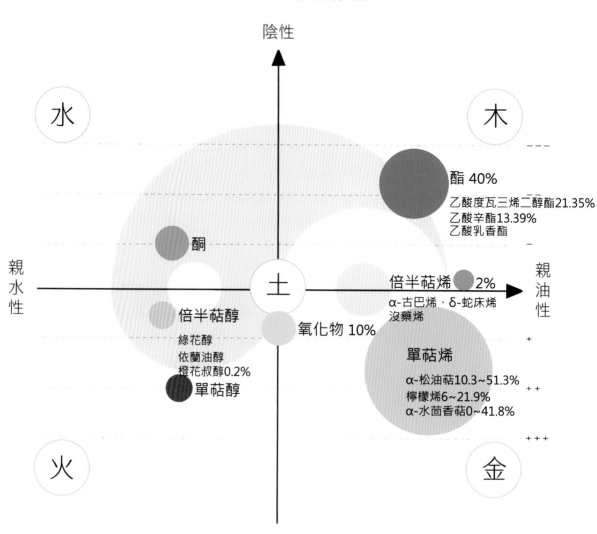

陰性

水　　　　　　　　　　木

酯 40%
乙酸度瓦三烯二醇酯21.35%
乙酸辛酯13.39%
乙酸乳香酯

酮

倍半萜烯 2%
α-古巴烯、δ-蛇床烯
沒藥烯

親水性　　　土　　　親油性

倍半萜醇
綠花醇
依蘭油醇
橙花叔醇0.2%

氧化物 10%

單萜醇

單萜烯
α-松油萜10.3~51.3%
檸檬烯6~21.9%
α-水茴香萜0~41.8%

火　　　　　　　　　　金

陽性

乳香精油對應表

化學結構對應生理臟腑

⌘ 乳香主要化學結構為單萜烯，五行歸類為金，對應臟腑為肺、大腸，對此臟腑相關的生理會有幫助，於肺、大腸的各種病症都有直接作用。

⌘ 次少比例精油成分酯類、倍半萜烯，在五行中屬木，對應臟腑為肝、膽。

⌘ 較少比例精油成分單萜醇、倍半萜醇，在五行中屬火，對應臟腑為心、小腸。

⌘ 更少比例精油成分酮類，在五行中屬水，對應臟腑為腎、膀胱。

⌘ 很少比例精油成分氧化物，在五行中屬土，對應臟腑為脾、胃。

五行相生對應生理特性

⌘ 五行中金生水，水生木，木生火，火生土，土生金，從五行的相生裡，我們就能夠去推斷，對於所對應相關的生理臟腑有幫助，因此從五行的相生中就能夠理解，乳香精油具備在五行中金、木、火、水、土完整的五行。

⌘ 相對於主要精油成分單萜烯以外的其他化學結構，以五行中屬木的酯類、倍半萜烯，屬火的單萜醇、倍半萜醇，屬水的酮類，屬土的氧化物，在生理的的作用上，具有抗發炎、抗感染、抗菌、抗唸珠菌、促進細胞再生、利子宮，有益呼吸、消化、生殖、泌尿系統。

五行財格對應生理特性

⌘ 五行中金為火的財格，火為水的財格，水為土的財格，土為木的財格，木為金的財格，在五行裡財格是《易經》卦象中，許多人所追求的。

⌘ 乳香以單萜烯為主要成分，精油中酯類、倍半萜烯、單萜醇、倍半萜醇、酮類、氧化物的比例較少。其不同化學結構比例的協同性，從五行精油的關係裡就更能夠了解，乳香能夠激勵免疫系統，也常被運用在慢性疾病的使用上，能夠改善黏膜發炎、有益氣喘、咳嗽、呼吸急促，被譽為是重要的呼吸系統精油，更是重要的回春聖品。

五行七情對應情緒

⌘ 乳香精油在五行歸類為金，在易醫七情屬性裡和憂、悲情緒的臟腑對應。

⌘ 次少比例精油成分為酯類、倍半萜烯，對應五行中木的屬性，在易醫七情裡和怒的情緒有關。

⌘ 較少比例精油成分單萜醇、倍半萜醇，對應五行中火的屬性，在易醫七情裡和喜的情緒有關。

⌘ 更少比例精油成分酮類，對應五行中水的屬性，在易醫七情裡和驚、恐的情緒有關。

⌘ 很少比例精油成分氧化物，對應五行中土的屬性，在易醫七情裡和思的情緒有關。

⌘ 在特殊化學結構的比例下，乳香能夠平穩情緒，抗憂鬱、焦慮、憤怒、沮喪的情緒，協助釋放執念。

12 岩玫瑰 Cistus

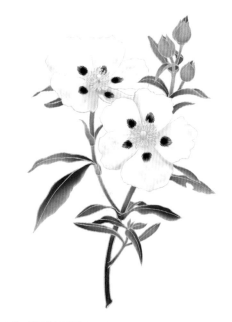

精油名稱	岩玫瑰
拉丁學名	Cistus ladaniferus
主要產地	葡萄牙、西班牙
萃取部位	葉片、樹脂
精油成分屬性	單萜烯類
陰陽屬性	陽
五行分類	金
五行臟腑對應	肺、大腸

岩玫瑰精油十字座標圖

岩玫瑰精油十字座標圖

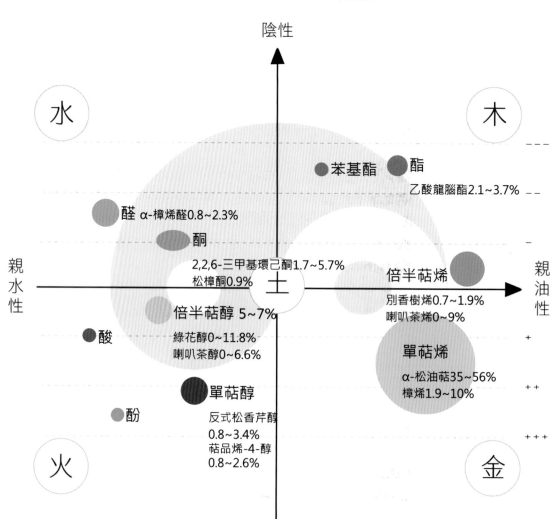

陰性

水　　　　　　　　　　　　　木

苯基酯　酯
乙酸龍腦酯2.1~3.7%

醛 α-樟烯醛0.8~2.3%

酮
2,2,6-三甲基環己酮1.7~5.7%
松樟酮0.9%

倍半萜烯
別香樹烯0.7~1.9%
喇叭茶烯0~9%

親水性　　　土　　　親油性

倍半萜醇 5~7%
綠花醇0~11.8%
喇叭茶醇0~6.6%

酸

單萜烯
α-松油萜35~56%
樟烯1.9~10%

單萜醇
反式松香芹醇
0.8~3.4%
萜品烯-4-醇
0.8~2.6%

酚

火　　　　　　　　　　　　　金

陽性

岩玫瑰精油對應表

化學結構對應生理臟腑

- ⌘ 岩玫瑰主要化學結構為單萜烯，五行歸類為金，對應臟腑為肺、大腸，對此臟腑相關的生理會有幫助，於肺、大腸的各種病症都有直接作用。
- ⌘ 次少比例精油成分倍半萜醇、單萜醇、酚類、酸類，在五行中屬火，對應臟腑為心、小腸。
- ⌘ 較少比例精油成分倍半萜烯、酯類、苯基酯，在五行中屬木，對應臟腑為肝、膽。
- ⌘ 更少比例精油成分酮類、醛類，在五行中屬水，對應臟腑為腎、膀胱。

五行相生對應生理特性

- ⌘ 五行中金生水，水生木，木生火，從五行的相生裡，我們就能夠去推斷，對於所對應相關的生理臟腑有幫助，因此從五行的相生中就能夠理解，岩玫瑰精油具備在五行中金、火、木、水的五行。
- ⌘ 相對於主要精油成分單萜烯以外的其他化學結構，以五行中屬火的倍半萜醇、單萜醇、酚類、酸類，屬木的倍半萜烯、酯類、苯基酯，屬水的酮類、醛類，在生理的的作用上，具有止血、抗病毒、抗菌、抗感染、補身、利神經，有益神經、呼吸、消化、免疫、生殖系統。

五行財格對應生理特性

- ⌘ 五行中金為火的財格，火為水的財格，木為金的財格，在五行裡財格是《易經》卦象中，許多人所追求的。
- ⌘ 岩玫瑰以單萜烯為主要成分，精油中倍半萜醇、單萜醇、酚類、酸類、倍半萜烯、酯類、苯基酯、酮類、醛類的比例較少。其不同化學結構比例的協同性，從五行精油的關係裡就更能夠了解，岩玫瑰能夠調節中樞神經系統，促進傷口癒合，對於子宮肌瘤、子宮內膜異位，以及水痘、麻疹的自體免疫系統疾病有幫助，和對各種病毒感染的症狀有益，也是兒童的必備精油。

五行七情對應情緒

- ⌘ 岩玫瑰精油在五行歸類為金，在易醫七情屬性裡和憂、悲情緒的臟腑對應。
- ⌘ 次少比例精油成分為倍半萜醇、單萜醇、酚類、酸類，對應五行中火的屬性，在易醫七情裡和喜的情緒有關。
- ⌘ 較少量比例精油成分倍半萜烯、酯類、苯基酯，對應五行中木的屬性，在易醫七情裡和怒的情緒有關。
- ⌘ 更少比例精油成分酮類、醛類，對應五行中水的屬性，在易醫七情裡和驚、恐的情緒有關。
- ⌘ 在特殊化學結構的比例下，岩玫瑰能夠補強神經、釋放壓力，改善病理性所造成的情緒心理問題，協助靈性提升，幫助面對較難處理的情緒。

13 黑胡椒 Black pepper

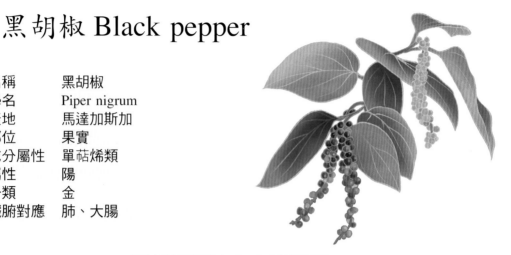

精油名稱　　　　黑胡椒
拉丁學名　　　　Piper nigrum
主要產地　　　　馬達加斯加
萃取部位　　　　果實
精油成分屬性　　單萜烯類
陰陽屬性　　　　陽
五行分類　　　　金
五行臟腑對應　　肺、大腸

黑胡椒精油十字座標圖

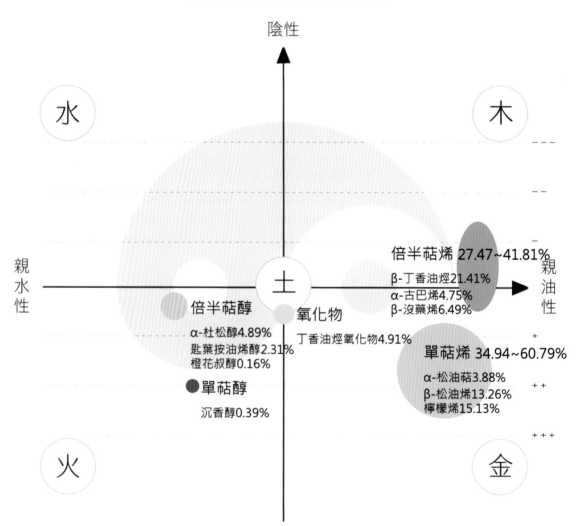

陰性

水　　　　　　　　　　　　　　木

親水性　　　　　　　　　土　　　　　　　　　親油性

倍半萜烯 27.47~41.81%
β-丁香油烴21.41%
α-古巴烯4.75%
β-沒藥烯6.49%

倍半萜醇
α-杜松醇4.89%
匙葉按油烯醇2.31%
橙花叔醇0.16%

氧化物
丁香油烴氧化物4.91%

單萜烯 34.94~60.79%
α-松油萜3.88%
β-松油烯13.26%
檸檬烯15.13%

單萜醇
沉香醇0.39%

＋
＋＋
＋＋＋

火　　　　　　　　　　　　　　金

陽性

黑胡椒精油對應表

化學結構對應生理臟腑

- 黑胡椒主要化學結構為單萜烯，五行歸類為金，對應臟腑為肺、大腸，對此臟腑相關的生理會有幫助，於肺、大腸的各種病症都有直接作用。
- 次少比例的精油成分倍半萜烯，在五行中屬木，對應臟腑為肝、膽。
- 較少比例精油成分倍半萜醇、單萜醇，在五行中屬火，對應臟腑為心、小腸。
- 更少比例精油成分氧化物，在五行中屬土，對應臟腑為脾、胃。

五行相生對應生理特性

- 五行中木生火，火生土， 土生金，從五行的相生裡，我們就能夠去推斷，對於所對應的相關生理臟腑有幫助，因此從五行的相生中就能夠理解，黑胡椒精油具備在五行中金、木、火、土的五行。
- 相對於主要精油成分單萜烯以外的其他化學結構，以五行中屬木的倍半萜烯，屬火的倍半萜醇、單萜醇，屬土的氧化物，在生理的的作用上，具有鎮痛、消炎、抗菌、抗感染、抗痙攣、利消化、祛脹氣、利尿、激勵、補身、排毒、催情，有益呼吸、消化、血循、肌肉、泌尿系統。

五行財格對應生理特性

- 五行中金為火的財格，土為木的財格，木為金的財格，在五行裡財格是《易經》卦象中，許多人所追求的。
- 黑胡椒以單萜烯為主要成分，精油中倍半萜烯、倍半萜醇、單萜醇、氧化物的比例較少。其不同化學結構比例的協同性，從五行精油的關係裡就更能夠了解，黑胡椒具有激勵腺體，改善各種消化道問題、提升免力、促進血循，針對風濕、關節、肌肉酸痛有幫助，是少數抗貧血的精油 。

五行七情對應情緒

- 黑胡椒精油在五行歸類為金，在易醫七情屬性裡和憂、悲情緒的臟腑對應。
- 次少比例精油成分倍半萜烯，對應五行中木的屬性，在易醫七情裡和怒的情緒有關。
- 較少比例精油成分倍半萜醇、單萜醇，對應五行中火的屬性，在易醫七情裡和喜的情緒有關。
- 更少比例精油成分氧化物，對應五行中土的屬性，在易醫七情裡和思的情緒有關。
- 在特殊化學結構的比例下，黑胡椒能夠改善疲勞、提振情緒，釋放憤怒、憂鬱、悲傷情緒，強化心靈力量。

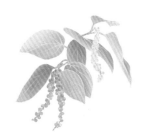

木金

薑／穗甘松／依蘭／大西洋雪松

木

羅馬洋甘菊／快樂鼠尾草

苦橙／真正薰衣草／佛手柑

黃樺／桔葉／阿拉伯茉莉／永久花

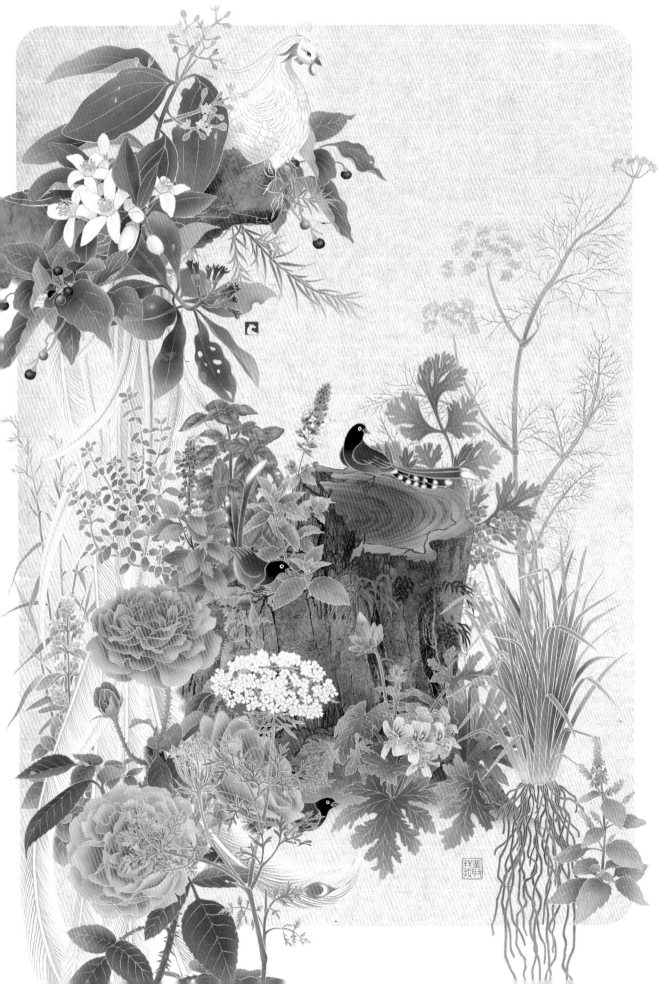

14 薑 Ginger

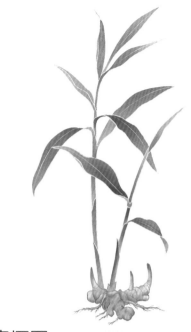

精油名稱　　　　薑
拉丁學名　　　　Zingiber officinale
主要產地　　　　馬達加斯加、中國
萃取部位　　　　根部
精油成分屬性　　倍半萜烯類
陰陽屬性　　　　陰
五行分類　　　　木、金
五行臟腑對應　　肝、膽、肺、大腸

薑精油十字座標圖

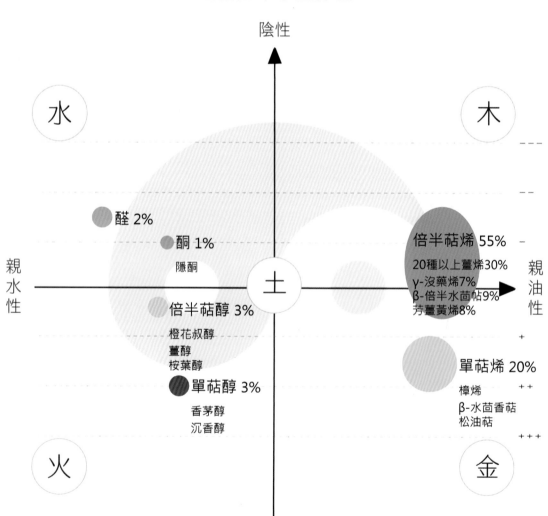

陰性

水　　　　　　　　　　　　　　　　　　木

醛 2%

酮 1%

隱酮

倍半萜烯 55%

20種以上薑烯30%
γ-沒藥烯7%
β-倍半水茴帖9%
芳薑黃烯8%

親水性　　　　　　　　土　　　　　　親油性

倍半萜醇 3%

橙花叔醇
薑醇
桉葉醇

單萜醇 3%

香茅醇
沉香醇

單萜烯 20%

樟烯
β-水茴香萜
松油萜

火　　　　　　　　　　　　　　　　　　金

陽性

薑精油對應表

化學結構對應生理臟腑

⌘ 薑主要化學結構為倍半萜烯、單萜烯，五行歸類為木、金，對應臟腑為肝、膽、肺、大腸，對此臟腑相關的生理會有幫助，於肝、膽、肺、大腸的各種病症都有直接作用。

⌘ 次少比例精油成分單萜醇、倍半萜醇，在五行中屬火，對應臟腑為心、小腸。

⌘ 較少比例精油成分酮類、醛類，在五行中屬水，對應臟腑為腎、膀胱。

五行相生對應生理特性

⌘ 五行中木生火，火生金，金生水，水生木，從五行的相生裡，我們就能夠去推斷，對於所對應相關的生理臟腑有幫助，因此從五行的相生中就能夠理解，薑精油具備在五行中木、金、火、水的五行。

⌘ 相對於主要精油成分倍半萜烯、單萜烯以外的其他化學結構，以五行中屬火的單萜醇、倍半萜醇，屬水的酮類、醛類，在生理的的作用上，具有抗菌、抗感染、抗發炎、祛脹氣、健胃、激勵、補身的作用，有益神經、消化、呼吸、循環、生殖系統。

五行財格對應生理特性

⌘ 五行中木為金的財格，金為火的財格，火為水的財格，在五行裡財格是《易經》卦象中，許多人所追求的。

⌘ 薑以倍半萜烯、單萜烯為主要成分，精油中單萜醇、倍半萜醇、酮類、醛類的比例較少。其不同化學結構比例的協同性，從五行精油的關係裡就更能夠了解，薑具有促進血循、利心臟，改善風濕、關節、肌肉酸痛、激勵消化道，針對便秘、暈車、害喜、感冒、產後護理、身體濕寒有幫助，是很好的暖身精油。

五行七情對應情緒

⌘ 薑精油在五行歸類為木、金，在易醫七情屬性裡和怒、憂、悲情緒的臟腑對應。

⌘ 次少比例精油成分單萜醇、倍半萜醇，對應五行中火的屬性，在易醫七情裡和喜的情緒有關。

⌘ 較少比例精油成分酮類、醛類，對應五行中水的屬性，在易醫七情裡和驚、恐的情緒有關。

⌘ 在特殊化學結構的比例下，薑能夠改善疲勞、提振精神、溫暖心靈，抗憂鬱、沮喪、驚嚇、悲傷、恐懼的情緒。

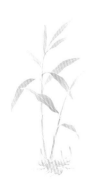

15 穗甘松 Spikenard

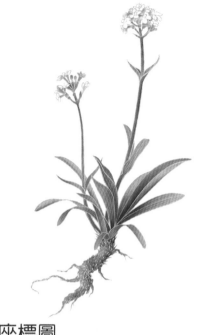

精油名稱	穗甘松
拉丁學名	Nardostachys jatamansi
主要產地	北印度山區
萃取部位	根部
精油成分屬性	倍半萜烯類
陰陽屬性	陰
五行分類	木、金
五行臟腑對應	肝、膽、肺、大腸

穗甘松精油十字座標圖

穗甘松精油十字座標圖

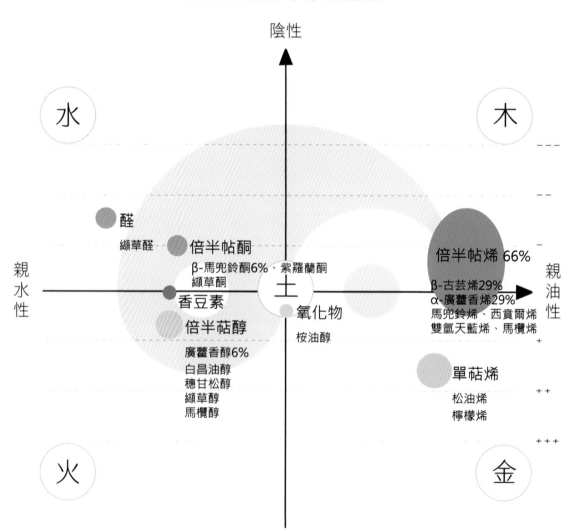

穗甘松精油對應表

化學結構對應生理臟腑

⌘ 穗甘松主要化學結構為倍半萜烯、單萜烯，五行歸類為木、金，對應臟腑為肝、膽、肺、大腸，對此臟腑相關的生理會有幫助，於肝、膽、肺、大腸的各種病症都有直接作用。

⌘ 次少比例精油成分倍半萜醇，在五行中屬火，對應臟腑為心、小腸。

⌘ 較少比例的精油成分倍半萜酮、醛類、香豆素，在五行中屬水，對應臟腑為腎、膀胱。

⌘ 更少比例精油成分氧化物，在五行中屬土，對應臟腑為脾、胃。

五行相生對應生理特性

⌘ 五行中木生火，火生土，土生金，金生水，水生木，從五行的相生裡，我們就能夠去推斷，對於所對應相關的生理臟腑有幫助，因此從五行的相生中就能夠理解，穗甘松精油具備在五行中木、金、火、水、土的完整五行。

⌘ 相對於主要精油成分倍半萜烯、單萜烯以外的其他化學結構，以五行中屬火的倍半萜醇，屬水的倍半萜酮類、醛類、香豆素，屬土的氧化物，在生理的的作用上，具有抗發炎、抗感染、鎮靜、利尿、通經，有益神經、心循環、消化、生殖等系統。

五行財格對應生理特性

⌘ 五行中木為金的財格，金為火的財格，火為水的財格，水為土的財格，土為木的財格，在五行裡財格是《易經》卦象中，許多人所追求的。

⌘ 穗甘松以倍半萜烯、單萜烯為主要成分，精油中倍半萜醇、倍半萜酮、醛類、香豆素、氧化物的比例較少。其不同化學結構比例的協同性，從五行精油的關係裡就更能夠了解，穗甘松有助眠、調節身體的腺體功能，改善痔瘡、貧血、靜脈曲張。

五行七情對應情緒

⌘ 穗甘松精油在五行歸類為木、金，在易醫七情屬性裡和怒、憂、悲情緒的臟腑對應。

⌘ 次少比例精油成分倍半萜醇，對應五行中火的屬性，在易醫七情裡和喜的情緒有關。

⌘ 較少比例精油成分倍半萜酮、醛類、香豆素，對應五行中水的屬性，在易醫七情裡和驚、恐的情緒有關。

⌘ 更少比例精油成分氧化物，對應五行中土的屬性，在易醫七情裡和思的情緒有關。

⌘ 在特殊化學結構的比例下，穗甘松能夠放鬆穩定情緒，釋放焦慮、緊張，抗憂鬱、恐懼、緊張不安，協助回到平靜的內在。

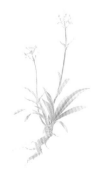

16 依蘭 Ylang Ylang

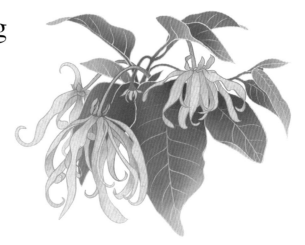

精油名稱	依蘭
拉丁學名	Cananga odorata
主要產地	馬達加斯加、菲律賓
萃取部位	花
精油成分屬性	倍半萜烯類
陰陽屬性	陰
五行分類	木、金
五行臟腑對應	肝、膽、肺、大腸

依蘭精油十字座標圖

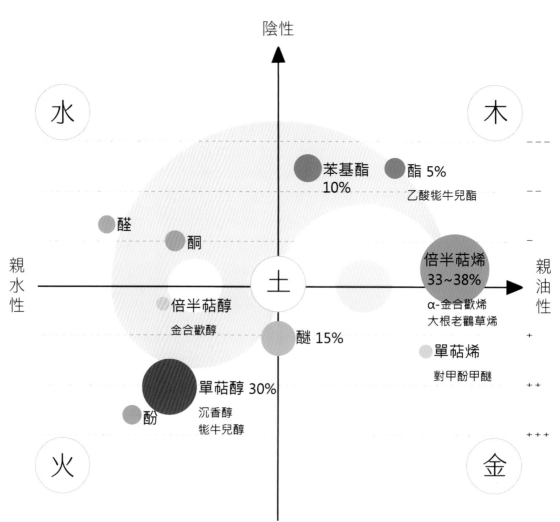

依蘭精油十字座標圖

依蘭精油對應表

化學結構對應生理臟腑

※ 依蘭主要化學結構為倍半萜烯、單萜烯、苯基酯、酯類，五行歸類為木、金，對應臟腑為肝、膽、肺、大腸，對此臟腑相關的生理會有幫助，對於肝、膽、肺、大腸的各種病症都有直接作用。

※ 次少比精油成分單萜醇、倍半萜醇、酚類在五行中屬火，對應臟腑為心、小腸。

※ 較少量比例精油成分醚類，在五行中屬土，對應臟腑為脾、胃。

※ 更少比例的精油成分酮類、醛類，在五行中屬水，對應臟腑為腎、膀胱。

五行相生對應生理特性

※ 五行中木生火，火生土，土生金，金生水，水生木，從五行的相生裡，我們就能夠去推斷，對於所對應相關的生理臟腑有幫助，因此從五行的相生中就能夠理解，依蘭精油具備在五行中木、金、火、土、水完整的五行。

※ 相對於主要精油成分倍半萜烯、單萜烯、苯基酯、酯類以外的其他化學結構，以五行中屬火的單萜醇、倍半萜醇、酚類，屬土的醚類，屬水的酮類、醛類。在生理的的作用上，具有鎮定、抗菌、抗發炎、抗痙攣、抗黴菌、催情、滋補，有益神經、心循環、生殖、內分泌系統。

五行財格對應生理特性

※ 五行中木為金的財格，金為火的財格，火為水的財格，水為土的財格，土為木的財格，在五行裡財格是《易經》卦象中，許多人所追求的。

※ 依蘭以倍半萜烯、單萜烯、苯基酯、酯類為主要成分，精油中單萜醇、倍半萜醇、酚類、醚類、酮類、醛類的比例較少。其不同化學結構比例的協同性，從五行精油的關係裡就更能夠了解，依蘭具有荷爾蒙調節的功能，改善心律不整、心悸、降血壓，調理平衡各類肌膚，有全面的護膚功效。

五行七情對應情緒

※ 依蘭精油在五行歸類為木、金，在易醫七情屬性裡和怒、憂、悲情緒的臟腑對應。

※ 次少比例精油成分單萜醇、倍半萜醇、酚類，對應五行中火的屬性，在易醫七情裡和喜的情緒有關。

※ 較少比例精油成分醚類，對應五行中土的屬性，在易醫七情裡和思的情緒有關。

※ 更少比例精油成分酮類、醛類，對應五行中水的屬性，在易醫七情裡和驚、恐的情緒有關。

※ 在特殊化學結構的比例下，依蘭能夠釋放壓力、抗憂鬱、焦慮、悲傷、沮喪、憤怒、不安、恐懼等情緒。

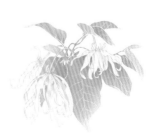

17 大西洋雪松 Atlas Cedar

精油名稱　　　大西洋雪松
拉丁學名　　　Cedrus Atlantica
主要產地　　　摩洛哥
萃取部位　　　針葉
精油成分屬性　倍半萜烯類
陰陽屬性　　　陰
五行分類　　　木、金
五行臟腑對應　腎、膀胱

大西洋雪松精油十字座標圖

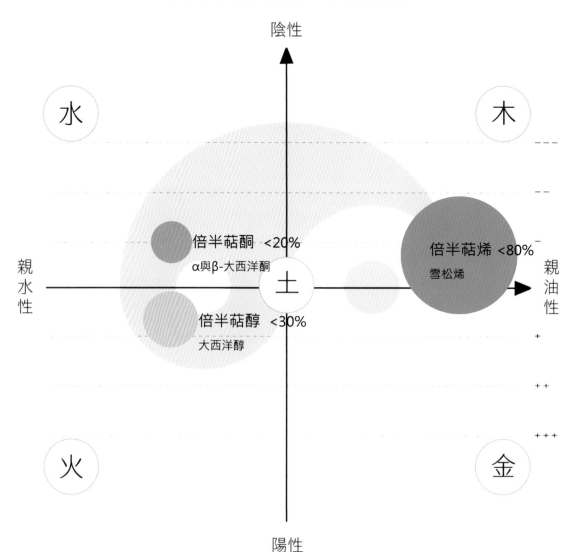

紅桔精油對應表

化學結構對應生理臟腑

- ⌘ 大西洋雪松主要化學結構為倍半萜烯，五行歸類為木、金，對應臟腑為肝、膽、肺、大腸，對此臟腑相關的生理會有幫助，於肝、膽、肺、大腸的各種病症都有直接作用。
- ⌘ 次少比例精油成分倍半萜醇，在五行中屬火，對應臟腑為心、小腸。
- ⌘ 較少比例的精油成分為倍半萜酮，在五行中屬水，對應臟腑為腎、膀胱。

五行相生對應生理特性

- ⌘ 五行中金生水，水生木，木生火，從五行的相生裡，我們就能夠去推斷，對於所對應相關的生理臟腑有幫助，因此從五行的相生中就能夠理解，大西洋雪松精油具備在五行中木、金、火、水的五行。
- ⌘ 相對於主要精油成分倍半萜烯以外的其他化學結構，以五行中屬火的倍半萜醇，屬水的倍半萜酮，在生理的的作用上，具有抗菌、抗黴菌、化痰、補身，有益神經、呼吸、生殖泌尿系統。

五行財格對應生理特性

- ⌘ 五行中金為火的財格，火為水的財格，木為金的財格，在五行裡財格是《易經》卦象中，許多人所追求的。
- ⌘ 大西洋雪松以倍半萜烯為主要成分，精油中倍半萜醇、倍半萜酮的比例較少。其不同化學結構比例的協同性，從五行精油的關係裡就更能夠了解，大西洋雪松能夠促進淋巴代謝，消解脂肪、排毒淨化，改善風濕關節炎，能幫助油性、粉刺、皮脂漏的問題肌膚。

五行七情對應情緒

- ⌘ 大西洋雪松精油在五行歸類為木、金，在易醫七情屬性裡和怒、憂、悲情緒的臟腑對應。
- ⌘ 次少比例精油成分為倍半萜醇，對應五行中火的屬性，在易醫七情裡和喜的情緒有關。
- ⌘ 較少比例精油成分倍半萜酮，對應五行中水的屬性，在易醫七情裡和驚、恐的情緒有關。
- ⌘ 在特殊化學結構的比例下，大西洋雪松能夠安撫神經緊張、抗焦慮，幫助釋放壓力和敏感脆弱的心靈，也是重要的靜心冥想精油。

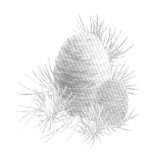

18 羅馬洋甘菊 Roman Chamomile

精油名稱　　　　羅馬洋甘菊
拉丁學名　　　　Anthemis nobilis
主要產地　　　　法國、智利、英國
萃取部位　　　　花
精油成分屬性　　酯類
陰陽屬性　　　　陰
五行分類　　　　木
五行臟腑對應　　肝、膽

羅馬洋甘菊精油十字座標圖

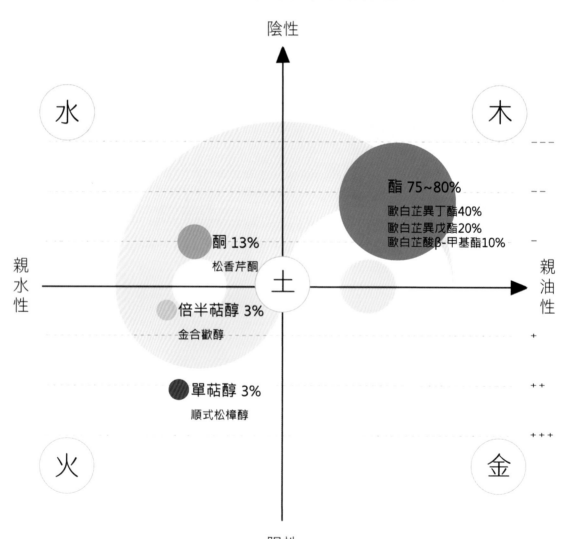

陰性

水　　　　　　　　　　　　　木

酯 75~80%
歐白芷異丁酯40%
歐白芷異戊酯20%
歐白芷酸β-甲基酯10%

酮 13%
松香芹酮

親水性　　　　　　土　　　　　　　親油性

倍半萜醇 3%
金合歡醇

單萜醇 3%
順式松樟醇

火　　　　　　　　　　　　　金

陽性

羅馬洋甘菊精油對應表

化學結構對應生理臟腑

⌘ 羅馬洋甘菊主要化學結構為酯類，五行歸類為木，對應臟腑為肝、膽，對此臟腑相關的生理會有幫助。

⌘ 次少比例精油成分酮類，在五行中屬水，對應臟腑為腎、膀胱。

⌘ 較少比例精油成分單萜醇、倍半萜烯醇，在五行中屬火，對應臟腑為心、小腸。

五行相生對應生理特性

⌘ 五行中木生火，水生木，從五行的相生裡，我們就能夠去推斷，對於所對應相關的生理臟腑有幫助，因此從五行的相生中就能夠理解，羅馬洋甘菊精油具備在五行中木、水、火的五行。

⌘ 相對於主要精油成分酯類以外的其他化學結構，以五行中屬水的酮類，屬火的單萜醇、倍半萜醇，在生理的的作用上，具有鎮靜、抗發炎、止痛、抗菌、利肝膽、利脾胃、補身、通經，有益神經、消化、免疫、生殖、泌尿系統 。

五行財格對應生理特性

⌘ 五行中火為水的財格，在五行裡財格是《易經》卦象中，許多人所追求的。

⌘ 羅馬洋甘菊以酯類為主要成分，精油中酮類、單萜醇、倍半萜醇的比例較少。其不同化學結構比例的協同性，從五行精油的關係裡我們就更能夠了解，羅馬洋甘菊具有助眠、改善腸胃道、及各種皮膚問題，能夠激勵免疫系統，是少數精油能夠刺激白血球再生、抗貧血、抗敏感的精油，被譽為是兒童重要的溫和精油。

五行七情對應情緒

⌘ 羅馬洋甘菊精油在五行歸類為木，在易醫七情屬性裡和怒情緒的臟腑對應。

⌘ 次少比例精油成分為酮類，對應五行中水的屬性，在易醫七情裡和驚、恐的情緒有關。

⌘ 較少比例精油化成分單萜醇、倍半萜醇，對應五行中火的屬性，在易醫七情裡和喜的情緒有關。

⌘ 在特殊化學結構的比例下，羅馬洋甘菊能夠鎮靜神經、安撫情緒，抗憂鬱、焦慮、憤怒、恐懼、驚嚇、緊張不安的情緒。

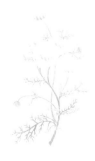

19 快樂鼠尾草 Clary Sage

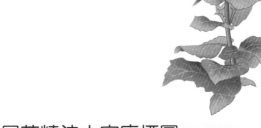

精油名稱	快樂鼠尾草
拉丁學名	Salvia sclarea
主要產地	法國、俄羅斯
萃取部位	全株藥草
精油成分屬性	酯類
陰陽屬性	陰
五行分類	木
五行臟腑對應	肝、膽

快樂鼠尾草精油十字座標圖

快樂鼠尾草精油十字座標圖

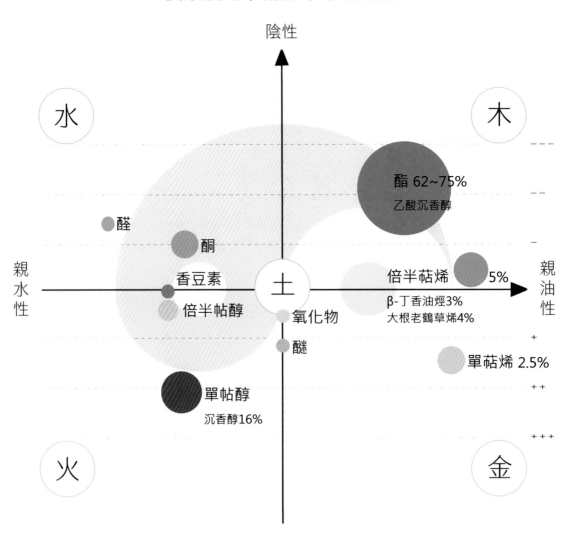

- 陰性
- 水
- 木
- 酯 62~75%
  乙酸沉香醇
- 醛
- 酮
- 香豆素
- 土
- 倍半萜烯 5%
  β-丁香油烴3%
  大根老鶴草烯4%
- 親水性
- 倍半帖醇
- 氧化物
- 醚
- 單萜烯 2.5%
- 親油性
- 單帖醇
  沉香醇16%
- 火
- 金
- 陽性

快樂鼠尾草精油對應表

化學結構對應生理臟腑

- ⌘ 快樂鼠尾草主要化學結構為酯類、倍半萜烯，五行歸類為木，對應臟腑為肝、膽，對此臟腑相關的生理會有幫助，於肝、膽的各種病症都有直接作用。
- ⌘ 次少比例精油成分單萜醇、倍半萜醇，在五行中屬火，對應臟腑為心、小腸。
- ⌘ 較少比例精油成分酮類、醛類、香豆素，在五行中屬水，對應臟腑為腎、膀胱。
- ⌘ 更少精油成分單萜烯，在五行中屬金，對應臟腑為肺、大腸。
- ⌘ 很少比例精油成分氧化物、醚類，在五行中屬土，對應臟腑為脾、胃。

五行相生對應生理特性

- ⌘ 五行中木生火，火生土，土生金，金生水，水生木，從五行的相生裡，我們就能夠去推斷，對於所對應相關的生理臟腑有幫助，因此從五行的相生中就能夠理解，快樂鼠尾草精油具備在五行中木、火、水、金、土完整的五行。
- ⌘ 相對於主要精油成分酯類、倍半萜烯以外的其他化學結構，以五行中屬火的單萜醇、倍半萜醇，屬水的酮類、醛類、香豆素，屬金的單萜烯，屬土的氧化物、醚類，在生理的的作用上，具有抗發炎、抗痙攣、抗菌、抗黴菌、利消化、通經的功效，有益神經、呼吸、消化、生殖內分泌系統。

五行財格對應生理特性

- ⌘ 五行中木為金的財格，金為火的財格，火為水的財格，水為土的財格，土為木的財格，在五行裡財格是《易經》卦象中，許多人所追求的。
- ⌘ 快樂鼠尾草以酯類、倍半萜烯為主要成分，精油中單萜醇、倍半萜醇、酮類、醛類、香豆素、單萜烯、氧化物、醚類的比例較少。其不同化學結構比例的協同性，從五行精油的關係裡就更能夠了解，快樂鼠尾草有類雌激素，具有平衡荷爾蒙的功效，能夠改善經前症候群、月經、更年期等荷爾蒙失調的問題，對壓力性的生理問題有全面性的幫助，是重要的補身和調理身心整體的精油。

五行七情對應情緒

- ⌘ 快樂鼠尾草精油在五行歸類為木，在易醫七情屬性裡和怒情緒的臟腑對應。
- ⌘ 次少比例精油成分為單萜醇、倍半萜醇，對應五行中火的屬性，在易醫七情裡和喜的情緒有關。
- ⌘ 較少量比例精油成分酮類、醛類、香豆素，對應五行中水的屬性，在易醫七情裡和驚、恐的情緒有關。
- ⌘ 更少比例精油成分單萜烯，對應五行中金的屬性，在易醫七情裡和憂、悲的情緒有關。
- ⌘ 很少比例精油成分氧化物、醚類，對應五行中土的屬性，在易醫七情裡和思的情緒有關。
- ⌘ 在特殊化學結構的比例下，快樂鼠尾草能夠釋放深層的壓力、緊張、焦慮、憂鬱、恐懼、沮喪的情緒。

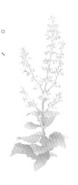

20 苦橙葉 Petitgrain

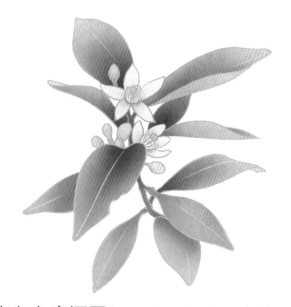

精油名稱	苦橙葉
拉丁學名	Citrus Aurantium bigarade
主要產地	義大利、巴拉圭
萃取部位	葉片
精油成分屬性	酯類
陰陽屬性	陰
五行分類	木
五行臟腑對應	肝、膽

苦橙葉精油十字座標圖

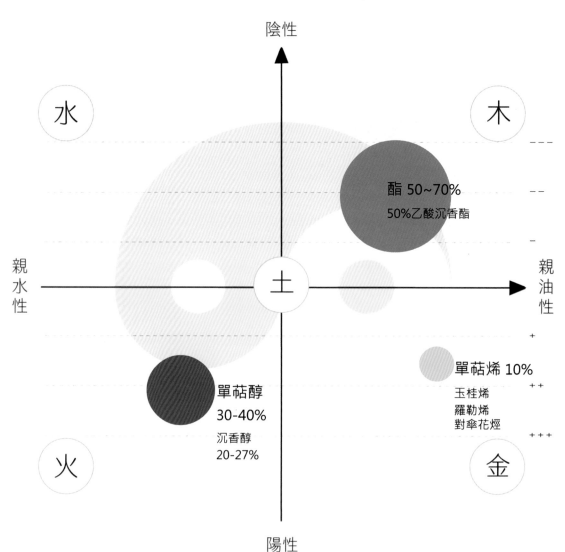

陰性

水　　　　　　　　木

酯 50~70%

50%乙酸沉香酯

親水性　　　　土　　　　　親油性

單萜烯 10%

玉桂烯
羅勒烯
對傘花烴

單萜醇
30-40%

沉香醇
20-27%

火　　　　　　　　金

陽性

苦橙葉精油對應表

化學結構對應生理臟腑

⌘ 苦橙葉主要化學結構為酯類，五行歸類為木，對應臟腑為肝、膽，對此臟腑相關的生理會有幫助，於肝、膽的各種病症都有直接作用。

⌘ 次少比例精油成分單萜醇，在五行中屬火，對應臟腑為心、小腸。

⌘ 較少比例精油成分單萜烯，在五行中屬金，對應臟腑為肺、大腸。

五行相生對應生理特性

⌘ 五行中木生火，從五行的相生裡，我們就能夠去推斷，對於所對應相關的生理臟腑有幫助，因此從五行的相生中就能夠理解，苦橙葉精油具備在五行中木、火、金的五行。

⌘ 相對於主要精油成分酯類以外的其他化學結構，以五行中屬火的單萜醇，屬金的單萜烯，在生理的的作用上，具有鎮靜、抗炎、抗痙攣、抗感染、激勵免疫，有益神經、呼吸、消化、免疫、循環、肌肉系統 。

五行財格對應生理特性

⌘ 五行中木為金的財格，金為火的財格，在五行裡財格是《易經》卦象中，許多人所追求的。

⌘ 苦橙葉以酯類為主要成分，精油中單萜醇、單萜烯的比例較少。其不同化學結構比例的協同性，從五行精油的關係裡我們就更能夠了解，苦橙葉能夠調節自律神經系統，降血壓、改善心悸、心律不整，對壓力所造成的呼吸、免疫、消化問題的改善，是神經系統的鎮定劑，是很好的舒壓精油。

五行七情對應情緒

⌘ 苦橙葉精油在五行歸類為木，在易醫七情屬性裡和怒情緒的臟腑對應。

⌘ 次少比例精油成分為單萜醇，對應五行中火的屬性，在易醫七情裡和喜的情緒有關。

⌘ 較少比例精油成分單萜烯，在易醫七情裡和憂、悲的情緒有關。

⌘ 在特殊化學結構的比例下，苦橙葉具有安撫及提振情緒的作用，抗憂鬱、焦慮、沮喪，協助釋放恐懼、不安、憤怒的情緒。

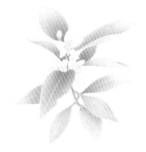

21 高地薰衣草 Lavender, fine

精油名稱	高地薰衣草
拉丁學名	Lavandula angustifolia
主要產地	法國、保加利亞
萃取部位	花朵
精油成分屬性	酯類
陰陽屬性	陰
五行分類	木
五行臟腑對應	肝、膽

高地薰衣草精油十字座標圖

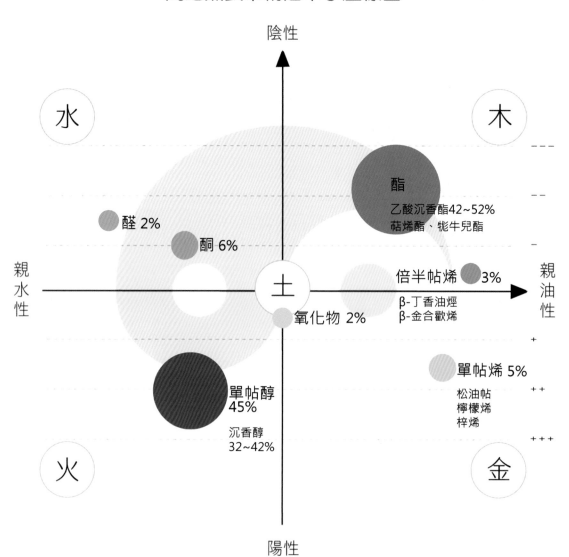

陰性

水　　　　　　　　　　木

酯
乙酸沉香酯42~52%
萜烯酯、牻牛兒酯

醛 2%

酮 6%

土

倍半帖烯 3%

親水性　　　　　　　　　　　　　　　　　　　親油性

氧化物 2%

β-丁香油烴
β-金合歡烯

單帖烯 5%

松油帖
檸檬烯
梓烯

單帖醇
45%

沉香醇
32~42%

火　　　　　　　　　　金

陽性

高地薰衣草精油對應表

化學結構對應生理臟腑

⌘ 高地薰衣草主要化學結構為酯類、倍半萜烯，五行歸類為木，對應臟腑為肝、膽，對此臟腑相關的生理會有幫助，於肝、膽的各種病症都有直接作用。

⌘ 次少比例精油成分單萜醇，在五行中屬火，對應臟腑為心、小腸。

⌘ 較少比例精油成分酮類、醛類，在五行中屬水，對應臟腑為腎、膀胱。

⌘ 更少比例精油成分單萜烯，在五行中屬金，對應臟腑為肺、大腸。

⌘ 很少比例精油成分氧化物，在五行中屬土，對應臟腑為脾、胃。

五行相生對應生理特性

⌘ 五行中木生火，火生土，土生金，金生水，水生木，從五行的相生裡，我們就能夠去推斷，對於所對應相關的生理臟腑有幫助，因此從五行的相生中就能夠理解，高地薰衣草精油具備在五行中木、火、水、金、土完整的五行。

⌘ 相對於主要精油成分酯類、倍半萜烯以外的其他化學結構，以五行中屬火的單萜醇，屬水的酮類、醛類，屬金的單萜烯，屬土的氧化物。在生理的的作用上，具有鎮靜、抗菌、抗黴菌、抗痙攣、抗病毒、利尿、抗風濕、再生、助眠，有益神經、呼吸、消化、心循環、生殖、肌肉系統。

五行財格對應生理特性

⌘ 五行中木為金的財格，金為火的財格，火為水的財格，水為土的財格，土為木的財格，在五行裡財格是《易經》卦象中，許多人所追求的。

⌘ 高地薰衣草以酯類、倍半萜烯為主要成分，精油中單萜醇、酮類、醛類、單萜烯、氧化物的比例較少。其不同化學結構比例的協同性，從五行精油的關係裡就更能夠了解，高地薰衣草可以平衡中樞神經、降血壓、利肝膽、脾胃、幫助消化， 改善肌肉酸痛，針對皮膚、毛髮有很好的再生功能，是溫和平衡的萬用精油。

五行七情對應情緒

⌘ 高地薰衣草精油在五行歸類為木，在易醫七情屬性裡和怒情緒的臟腑對應。

⌘ 次少比例精油成分為單萜醇，對應五行中火的屬性，在易醫七情裡和喜的情緒有關。

⌘ 較少比例精油成分酮類、醛類，對應五行中水的屬性，在易醫七情裡和驚、恐的情緒有關。

⌘ 更少比例精油成分單萜烯，對應五行中金的屬性，在易醫七情裡和憂、悲的情緒有關。

⌘ 很少比例精油成分氧化物，對應五行中土的屬性，在易醫七情裡和思的情緒有關。

⌘ 在特殊化學結構的比例下，高地薰衣草能夠安撫神經、穩定情緒、釋放壓力、抗焦慮、憂鬱、沮喪、恐慌、憤怒的情緒，協助回到身心的靜定。

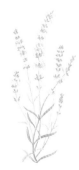

22 佛手柑 Bergamot

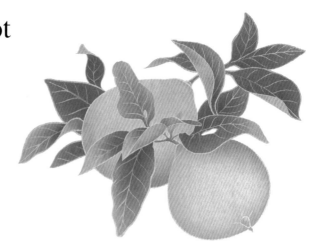

精油名稱	佛手柑
拉丁學名	Citrus bergamia
主要產地	義大利、象牙海岸
萃取部位	果皮
精油成分屬性	酯類
陰陽屬性	陰
五行分類	木
五行臟腑對應	肝、膽

佛手柑精油十字座標圖

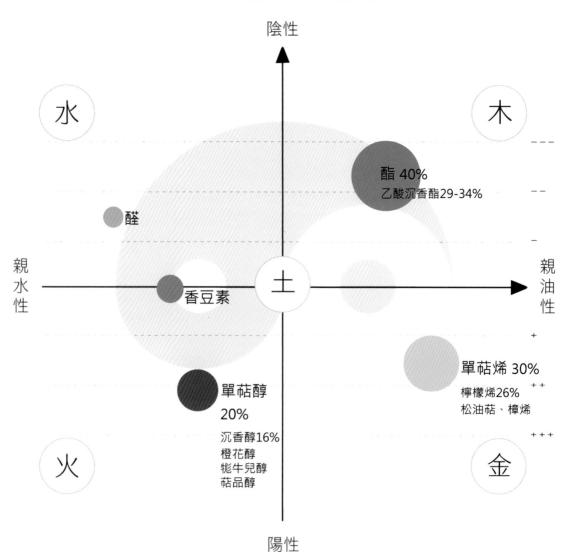

陰性

水　　　　　　　　　木

酯 40%
乙酸沉香酯29-34%

醛

親水性　　　　香豆素　　土　　　　親油性

單萜烯 30%
檸檬烯26%
松油萜、樟烯

單萜醇
20%

沉香醇16%
橙花醇
牻牛兒醇
萜品醇

火　　　　　　　　　金

陽性

佛手柑精油對應表

化學結構對應生理臟腑

⌘ 佛手柑主要化學結構為酯類，五行歸類為木，對應臟腑為肝、膽，對此臟腑相關的生理會有幫助，於肝、膽的各種病症都有直接作用。

⌘ 次少比例精油成分單萜烯，在五行中屬金，對應臟腑為肺、大腸。

⌘ 較少量比例精油成分單萜醇，在五行中屬火，對應臟腑為心、小腸。

⌘ 更少比例精油成分醛類、香豆素，在五行中屬水，對應臟腑為腎、膀胱。

五行相生對應生理特性

⌘ 五行中木生火，金生水，水生木，從五行的相生裡，我們就能夠去推斷，對於所對應相關的生理臟腑有幫助，因此從五行的相生中就能夠理解，佛手柑精油具備在五行中木、金、火、水的五行。

⌘ 相對於主要精油成分酯類以外的其他化學結構，以五行中屬金的單萜烯、屬火的單萜醇，屬水的醛類、香豆素。在生理的的作用上，具有鎮靜、抗菌、抗感染、抗痙攣、利消化、補身，有益神經、呼吸、消化、生殖、泌尿系統。

五行財格對應生理特性

⌘ 五行中木為金的財格，金為火的財格，火為水的財格，在五行裡財格是《易經》卦象中，許多人所追求的。

⌘ 佛手柑以酯類為主要成分，精油中單萜烯、單萜醇、醛類、香豆素的比例較少。其不同化學結構比例的協同性，從五行精油的關係裡就更能夠了解，佛手柑能夠助眠，對於神經性造成的生理問題有幫助，能改善呼吸、消化、生殖、泌尿道的感染，是重要的神經性抗感染、發炎的精油。

五行七情對應情緒

⌘ 佛手柑精油在五行歸類為木，在易醫七情屬性裡和怒情緒的臟腑對應。

⌘ 次少比例精油成分單萜烯，對應五行中金的屬性，在易醫七情裡和憂、悲的情緒有關。

⌘ 較少比例精油成分單萜醇，對應五行中火的屬性，在易醫七情裡和喜的情緒有關。

⌘ 更少比例精油成分醛類、香豆素，對應五行中水的屬性，在易醫七情裡和驚、恐的情緒有關。

⌘ 在特殊化學結構的比例下，佛手柑具有安撫、提振神經、情緒的作用，對憤怒、焦慮、沮喪的情緒有幫助，能夠釋放深層的不安、壓力。

23 黃樺 Yellow Birch

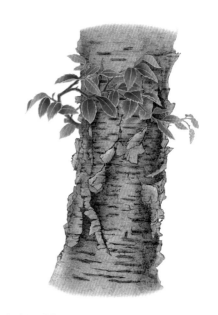

精油名稱　　　黃樺
拉丁學名　　　Betula alleghaniensis
主要產地　　　美國
萃取部位　　　樹皮
精油成分屬性　苯基酯
陰陽屬性　　　陽
五行分類　　　木
五行臟腑對應　肝、膽

黃樺精油十字座標圖

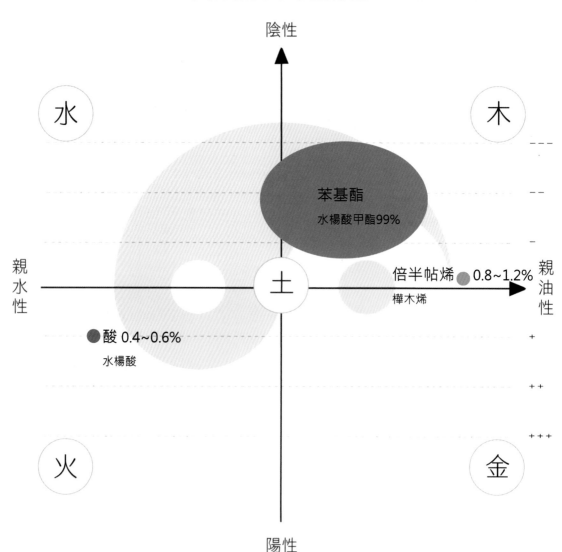

陰性

水　　　　　　　　　　　　　　　木

苯基酯
水楊酸甲酯99%

親水性　　　　　　　土　　　倍半帖烯　　0.8~1.2%
　　　　　　　　　　　　　　樺木烯　　　　　親油性

酸 0.4~0.6%
水楊酸

火　　　　　　　　　　　　　　　金

陽性

黃樺精油對應表

化學結構對應生理臟腑

- 黃樺主要化學結構為苯基酯、倍半萜烯，五行歸類為木，對應臟腑為肝、膽，對此臟腑相關的生理會有幫助，對於肝、膽的各種病症都有直接作用。
- 次少比例精油成分酸類，在五行中屬火，對應臟腑為心、小腸。

五行相生對應生理特性

- 五行中木生火，從五行的相生裡，我們就能夠去推斷，對於所對應相關的生理臟腑有幫助，因此從五行的相生中就能夠理解，黃樺精油具備在五行中木、火的五行。
- 相對於主要精油成分苯基酯、倍半萜烯以外的其他化學結構，以五行中屬火的酸類，在生理的的作用上，具有抗菌、止痛、 抗痙攣 、消炎、利尿、補身，有益淋巴、泌尿、循環系統。

五行財格對應生理特性

- 五行中財格是《易經》卦象中，許多人所追求的。
- 黃樺以苯基酯、倍半萜烯為主要成分，精油中酸類的比例較少。其不同化學結構比例的協同性，從五行精油的關係裡就更能夠了解，黃樺具有利肝、清血、幫助淋巴淨化、排毒的功能，能夠改善蜂窩組織炎及水腫的狀況，針對關節、風濕、肌肉痠痛都有很好的功效。

五行七情對應情緒

- 黃樺精油在五行歸類為木，在易醫七情屬性裡和怒情緒的臟腑對應。
- 次少比例精油成分酸類，對應五行中火的屬性，在易醫七情裡和喜的情緒有關。
- 在特殊化學結構的比例下，黃樺能夠振奮情緒、釋放壓力，並帶來心靈的減壓。

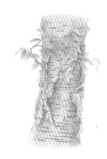

24 桔葉 Petitgrain, mandarin

精油名稱　　　　桔葉
拉丁學名　　　　Citrus reticulata
主要產地　　　　法國
萃取部位　　　　葉
精油成分屬性　　苯基酯
陰陽屬性　　　　陽
五行分類　　　　木
五行臟腑對應　　肝、膽

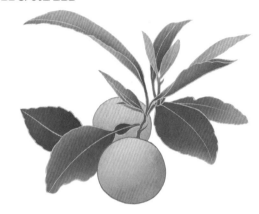

桔葉精油十字座標圖

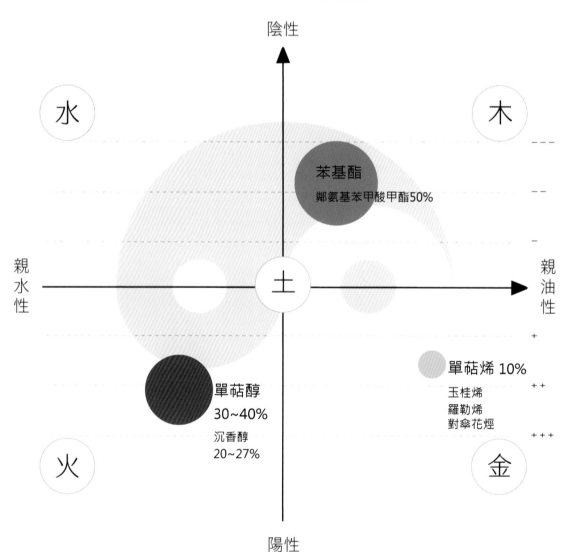

苯基酯
鄰氨基苯甲酸甲酯50%

單萜醇
30~40%
沉香醇
20~27%

單萜烯 10%
玉桂烯
羅勒烯
對傘花烴

陰性　水　木　土　親水性　親油性　陽性　火　金

桔葉精油對應表

化學結構對應生理臟腑

⌘ 桔葉主要化學結構為苯基酯，五行歸類為木，對應臟腑為肝、膽，對此臟腑相關的生理會有幫助，於肝、膽的各種病症都有直接作用。

⌘ 次少比例精油成分單萜醇，在五行中屬火，對應臟腑為心、小腸。

⌘ 較少比例精油成分單萜烯，在五行中屬金，對應臟腑為肺、大腸。

五行相生對應生理特性

⌘ 五行中木生火，從五行的相生裡，我們就能夠去推斷，對於所對應相關的生理臟腑有幫助，因此從五行的相生中就能夠理解，桔葉精油具備在五行中木、火、金的五行。

⌘ 相對於主要精油成分苯基酯以外的其他化學結構，以五行中屬火的單萜醇，屬金的單萜烯，在生理的的作用上，具有鎮靜、抗菌、抗痙攣、助眠，有益神經、呼吸、消化系統。

五行財格對應生理特性

⌘ 五行中木為金的財格，金為火的財格，在五行裡財格是《易經》卦象中，許多人所追求的。

⌘ 桔葉以苯基酯為主要成分，精油中單萜醇、單萜烯的比例較少。其不同化學結構比例的協同性，從五行精油的關係裡就更能夠了解，桔葉能夠改善呼吸、消化道感染，改善頭痛、失眠，神經性的消化道問題，針對自主神經失調，心因性和壓力所造成的生理問題有幫助。

五行七情對應情緒

⌘ 桔葉精油在五行歸類為木，在易醫七情屬性裡和怒情緒的臟腑對應。

⌘ 次少比例精油成分為單萜醇，對應五行中火的屬性，在易醫七情裡和喜的情緒有關。

⌘ 較少比例精油成分為單萜烯，對應五行中金的屬性，在易醫七情裡和憂、悲的情緒有關。

⌘ 在特殊化學結構的比例下，桔葉能夠調節神經，抗焦慮、緊張不安，放鬆安撫情緒，並帶來愉快的心情。

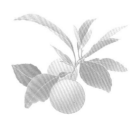

25 阿拉伯茉莉 Arabian Jasmine

精油名稱	阿拉伯茉莉
拉丁學名	Jasminum sambac
主要產地	印度、中國、摩洛哥
萃取部位	花
精油成分屬性	苯基酯
陰陽屬性	陽
五行分類	木
五行臟腑對應	肝、膽

阿拉伯茉莉精油十字座標圖

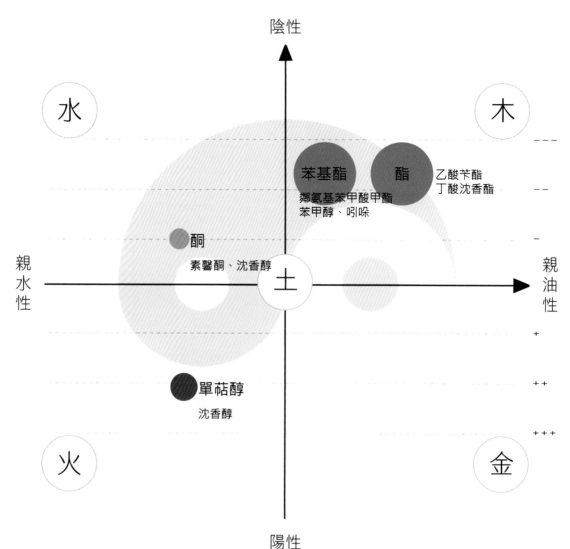

阿拉伯茉莉精油對應表

化學結構對應生理臟腑

⌘ 阿拉伯茉莉主要化學結構為酯類、苯基酯，五行歸類為木，對應臟腑為肝、膽，對此臟腑相關的生理會有幫助，於肝、膽的各種病症都有直接作用。

⌘ 次少比例精油成分單萜醇，在五行中屬火，對應臟腑為心、小腸。

⌘ 很少比例精油成分酮類，在五行中屬水，對應臟腑為腎、膀胱。

五行相生對應生理特性

⌘ 五行中木生火，水生木，從五行的相生裡，我們就能夠去推斷，對於所對應相關的生理臟腑有幫助，因此從五行的相生中就能夠理解，阿拉伯茉莉精油具備在五行中木、火、水的五行。

⌘ 相對於主要精油成分酯類、苯基酯以外的其他化學結構，以五行中屬火的單萜醇，屬水的酮類，在生理的的作用上，具有鎮靜、抗菌、抗病毒、抗痙攣，有益神經、呼吸、生殖、內分泌系統。

五行財格對應生理特性

⌘ 五行中火為水的財格，在五行裡財格是《易經》卦象中，許多人所追求的。

⌘ 阿拉伯茉莉以酯類、苯基酯為主要成分，精油中單萜醇、酮類的比例較少。其不同化學結構比例的協同性，從五行精油的關係裡就更能夠了解，阿拉伯茉莉能夠幫助性功能障礙、催情、助產，也是很好的荷爾蒙平衡劑，可以改善產後憂鬱，柔軟皮膚淡化疤痕，是很好的護膚精油。

五行七情對應情緒

⌘ 阿拉伯茉莉精油在五行歸類為木，在易醫七情屬性裡和怒情緒的臟腑對應。

⌘ 次少比例精油成分單萜醇，對應五行中火的屬性，在易醫七情裡和喜的情緒有關。

⌘ 較少比例精油成分酮類，對應五行中水的屬性，在易醫七情裡和驚、恐的情緒有關。

⌘ 在特殊化學結構的比例下，阿拉伯茉莉能夠鎮靜神經、抗憂鬱、抗沮喪，穩定不安的情緒，帶來正面能量，給予自信活力。

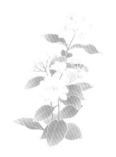

26 永久花 Immortelle

精油名稱　　　　永久花
拉丁學名　　　　Helichrysum italicum
主要產地　　　　南斯拉夫、科西嘉
萃取部位　　　　花
精油成分屬性　　酯類
陰陽屬性　　　　陰
五行分類　　　　木
五行臟腑對應　　肝、膽

永久花精油十字座標圖

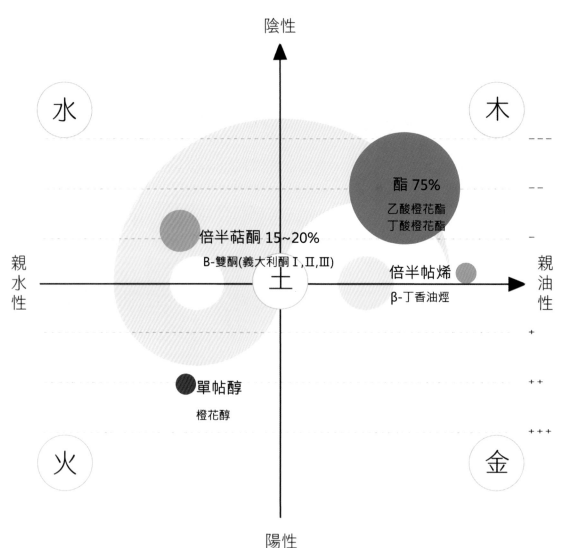

陰性

水　　　　　　　　　　　　　　　木

酯 75%
乙酸橙花酯
丁酸橙花酯

倍半萜酮 15~20%

B-雙酮(義大利酮 I, II, III)

親水性　　　　　　　　土　　　倍半帖烯　　　親油性

β-丁香油烴

單帖醇

橙花醇

火　　　　　　　　　　　　　　　金

陽性

永久花精油對應表

化學結構對應生理臟腑

⌘ 永久花主要化學結構為酯類、倍半萜烯，五行歸類為木，對應臟腑為肝、膽，對此臟腑相關的生理會有幫助，於肝、膽的各種病症都有直接作用。

⌘ 次少比例的精油成分倍半萜酮，在五行中屬水，對應臟腑為腎、膀胱。

⌘ 較少比例的精油成分為單萜醇，在五行中屬火，對應臟腑為心、小腸。

五行相生對應生理特性

⌘ 五行中木生火，水生木，從五行的相生裡，我們就能夠去推斷，對於所對應相關的生理臟腑有幫助，因此從五行的相生中就能夠理解，永久花精油具備在五行中木、水、火的五行。

⌘ 相對於主要精油成分酯類、倍半萜烯以外的其他化學結構，以五行中屬水的倍半萜酮，屬火的單萜醇，在生理的的作用上，具有抗痙攣、抗病毒、抗發炎、利肝、脾，有益消化、呼吸、免疫系統。

五行財格對應生理特性

⌘ 五行中火為水的財格，在五行裡財格是《易經》卦象中，許多人所追求的。

⌘ 永久花以酯類、倍半萜烯為主要成分，精油中倍半萜酮、單萜醇的比例較少。其不同化學結構比例的協同性，從五行精油的關係裡就更能夠了解，永久花能夠通經絡，刺激淋巴代謝與循環，幫助細胞再生，促進傷口癒合、刺激膠原生成、去瘀血，是著名的回春精油。

五行七情對應情緒

⌘ 永久花精油在五行歸類為木，在易醫七情屬性裡和怒情緒的臟腑對應。

⌘ 次少比例精油成分為倍半萜酮，對應五行中水的屬性，在易醫七情裡和驚、恐的情緒有關。

⌘ 較少比例精油成分單萜醇，對應五行中火的屬性，在易醫七情裡和喜的情緒有關。

⌘ 在特殊化學結構的比例下，永久花能夠安撫心靈，幫助心靈的傷口癒合，抗沮喪、憂鬱，改善抑鬱、撫平驚嚇、恐懼、悲傷的情緒，帶來支持身心的正能量。

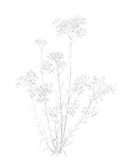

水

檸檬細籽／檸檬香茅／檸檬尤加利

山雞椒／檸檬馬鞭草／香蜂草／鼠尾草

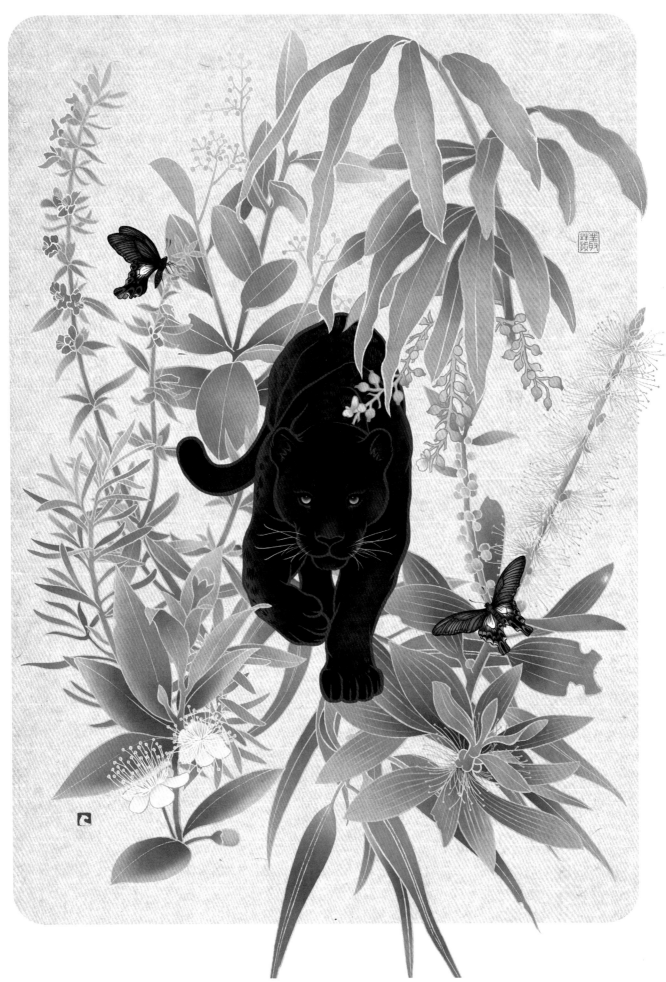

27 檸檬細籽 Lemon-scented Tea Tree

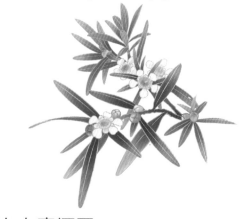

精油名稱	檸檬細籽
拉丁學名	Leptospermum citratum
主要產地	紐西蘭
萃取部位	葉
精油成分屬性	醛類
陰陽屬性	陰
五行分類	水
五行臟腑對應	腎、膀胱

檸檬細籽精油十字座標圖

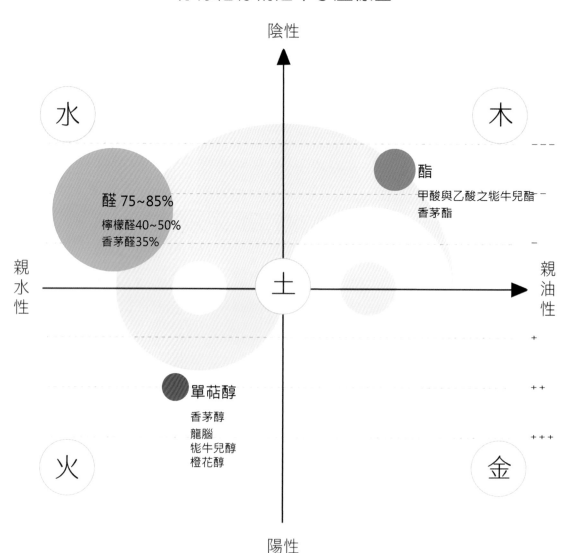

水

木

陰性

醛 75~85%

檸檬醛40~50%
香茅醛35%

酯
甲酸與乙酸之牻牛兒酯
香茅酯

親水性

土

親油性

+

++

+++

單萜醇

香茅醇
龍腦
牻牛兒醇
橙花醇

火

金

陽性

檸檬細籽精油對應表

化學結構對應生理臟腑

⌘ 檸檬細籽主要化學結構為醛類，五行歸類為水，對應臟腑為腎、膀胱，對此臟腑相關的生理會有幫助，於腎、膀胱的各種病症都有直接作用。

⌘ 次少比例的精油成分酯類，在五行中屬木，對應臟腑為肝、膽。

⌘ 較少比例的精油成分為單萜醇，在五行中屬火，對應臟腑為心、小腸。

五行相生對應生理特性

⌘ 五行中水生木，木生火，從五行的相生裡，我們就能夠去推斷，對於所對應相關的生理臟腑有幫助，因此從五行的相生中就能夠理解，檸檬細籽精油具備在五行中水、木、火的五行。

⌘ 相對於主要精油成分醛類以外的其他化學結構，以五行中屬木的酯類，屬火的單萜醇，在生理的的作用上，具有鎮靜、抗菌、抗發炎、助消化，有益神經、消化、免疫系統。

五行財格對應生理特性

⌘ 五行中火為水的財格，在五行裡財格是《易經》卦象中，許多人所追求的。

⌘ 檸檬細籽以醛類為主要成分，精油中酯類、單萜醇的比例較少。其不同化學結構比例的協同性，從五行精油的關係裡我們就更能夠了解，檸檬細籽能夠幫助神經壓力所造成的腸胃道問題，具有調節體質、改善皮膚問題，是重要溫和的身心調理精油。

五行七情對應情緒

⌘ 檸檬細籽精油在五行歸類為水，在易醫七情屬性裡和驚、恐情緒的臟腑對應。

⌘ 次少比例精油成分為酯類，對應五行中木的屬性，在易醫七情裡和怒的情緒有關。

⌘ 較少比例精油成分單萜醇，對應五行中火的屬性，在易醫七情裡和喜的情緒有關。

⌘ 在特殊化學結構的比例下，檸檬細籽能夠帶來鎮靜、改善焦慮、沮喪、不安的情緒 。

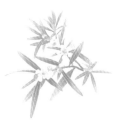

28 檸檬香茅 Lemongrass

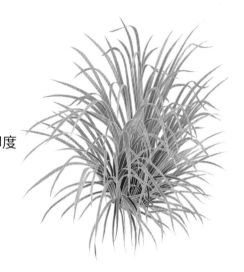

精油名稱	檸檬香茅
拉丁學名	Cymbopogon citratus
主要產地	坦尚尼亞、尼泊爾、瓜地馬拉、印度
萃取部位	全草
精油成分屬性	醛類
陰陽屬性	陰
五行分類	水
五行臟腑對應	腎、膀胱

檸檬香茅精油十字座標圖

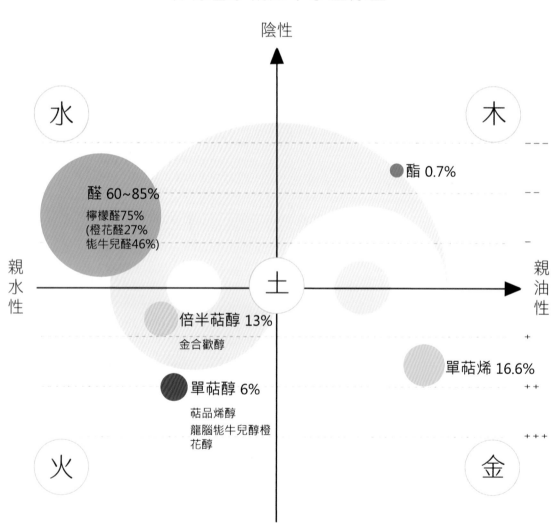

陰性

水　　　　　　　　　　　　　木

酯 0.7%

醛 60~85%
檸檬醛75%
(橙花醛27%
牻牛兒醛46%)

親水性　　　　　　土　　　　　　親油性

倍半萜醇 13%
金合歡醇

單萜烯 16.6%

單萜醇 6%
萜品烯醇
龍腦牻牛兒醇橙花醇

火　　　　　　　　　　　　　金

陽性

檸檬香茅精油對應表

化學結構對應生理臟腑

⌘ 檸檬香茅主要化學結構為醛類，五行歸類為水，對應臟腑為腎、膀胱，對此臟腑相關的生理會有幫助，於腎、膀胱的各種病症都有直接作用。

⌘ 次少比例的精油成分為倍半萜醇、單萜醇，在五行中屬火，對應臟腑為心、小腸。

⌘ 較少比例精油成分單萜烯，在五行中屬金，對應臟腑為肺、大腸。

⌘ 更少比例的精油成分為酯類，在五行中屬木，對應臟腑為肝、膽 。

五行相生對應生理特性

⌘ 五行中水生木，木生火，火生金，金生水，從五行的相生裡，我們就能夠去推斷，對於所對應相關的生理臟腑有幫助，因此從五行的相生中就能夠理解，檸檬香茅精油具備在五行中水、火、金、木的五行。

⌘ 相對於主要精油成分醛類以外的其他化學結構，以五行中屬火的倍半萜醇、單萜醇，屬金的單萜烯，屬木的酯類，在生理的的作用上，具有抗菌、抗黴菌、激勵、補身，有益神經、肌肉、循環、消化系統。

五行財格對應生理特性

⌘ 五行中火為水的財格，木為金的財格，金為火的財格，在五行裡財格是《易經》卦象中，許多人所追求的。

⌘ 檸檬香茅以醛類為主要成分，精油中倍半萜醇、單萜醇、單萜烯、酯類的比例較少。其不同化學結構比例的協同性，從五行精油的關係裡就更能夠了解，檸檬香茅在生理上具有調節神經系統、增加抵抗力，改善呼吸道感染、抗時差，是身體很好的滋補劑 。

五行七情對應情緒

⌘ 檸檬香茅精油在五行歸類為水，在易醫七情屬性裡和驚、恐情緒的臟腑對應。

⌘ 次少比例精油成分倍半萜醇、單萜醇，對應五行中火的屬性，在易醫七情裡和喜的情緒有關。

⌘ 較少比例精油成分單萜烯，對應五行中金的屬性，在易醫七情裡和憂、悲的情緒有關。

⌘ 更少比例精油成分為酯類，對應五行中木的屬性，在易醫七情裡和怒的情緒有關。

⌘ 在特殊化學結構的比例下，檸檬香茅能夠提振精神、改善疲勞、恢復活力、抗沮喪、抗憂鬱。

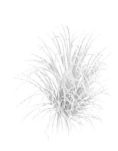

29 檸檬尤加利 Lemon-scented eucalyptus

精油名稱　　　　檸檬尤加利
拉丁學名　　　　Eucalyptus citriodora
主要產地　　　　澳洲、巴西
萃取部位　　　　葉
精油成分屬性　　醛類
陰陽屬性　　　　陰
五行分類　　　　水
五行臟腑對應　　腎、膀胱

檸檬尤加利精油十字座標圖

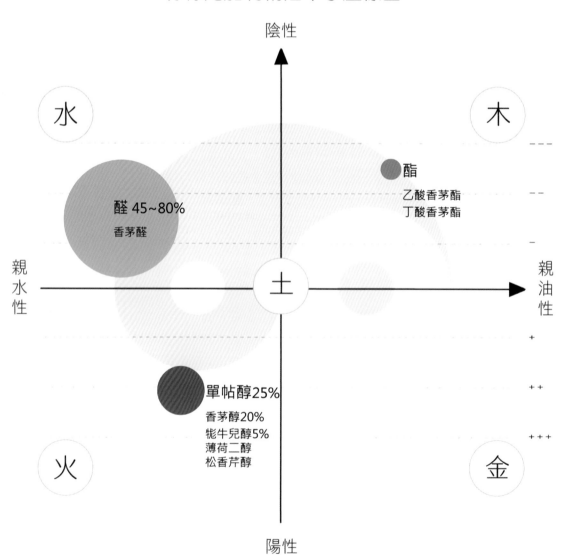

陰性

水　　　　　　　　　　　　　　　　　　　　　　木

酯
乙酸香茅酯
丁酸香茅酯

醛 45~80%
香茅醛

親水性　　　　　　　　　土　　　　　　　　　　親油性

單帖醇25%
香茅醇20%
牻牛兒醇5%
薄荷二醇
松香芹醇

火　　　　　　　　　　　　　　　　　　　　　　金

陽性

檸檬尤加利精油對應表

化學結構對應生理臟腑

- ⌘ 檸檬尤加利主要化學結構為醛類，五行歸類為水，對應臟腑為腎、膀胱，對此臟腑相關的生理會有幫助，於腎、膀胱的各種病症都有直接作用。
- ⌘ 次少比例的精油成分為單萜醇，在五行中屬火，對應臟腑為心、小腸。
- ⌘ 較少比例的精油成分為酯類，在五行中屬木，對應臟腑為肝、膽。

五行相生對應生理特性

- ⌘ 五行水生木，木生火，從五行的相生裡，我們就能夠去推斷，對於所對應相關的生理臟腑有幫助，因此從五行的相生中就能夠理解，檸檬尤加利精油具備在五行中水、火、木的五行。
- ⌘ 相對於主要精油成分醛類以外的其他化學結構，以五行中屬火的單萜醇，屬木的酯類，在生理的作用上，具有鎮靜、止痛、抗發炎、調整血壓、抗風濕,有益神經、免疫、心循環、泌尿、肌肉系統。

五行財格對應生理特性

- ⌘ 五行中火為水的財格，在五行裡財格是《易經》卦象中，許多人所追求的。
- ⌘ 檸檬尤加利以醛類為主要成分，精油中單萜醇、酯類的比例較少。其不同化學結構比例的協同性，從五行精油的關係裡就更能夠了解，檸檬尤加利能夠抗痙攣、抗感染、抗腫瘤，對帶狀皰疹、坐骨神經痛、肌肉酸痛、膀胱炎、陰道發炎有幫助。

五行七情對應情緒

- ⌘ 檸檬尤加利精油在五行歸類為水，在易醫七情屬性裡和驚、恐、情緒的臟腑對應。
- ⌘ 次少比例精油成分單萜醇，對應五行中火的屬性，在易醫七情裡和喜的情緒有關。
- ⌘ 較少比例精油成分為酯類，對應五行中木的屬性，在易醫七情裡和怒的情緒有關。
- ⌘ 在特殊化學結構的比例下，檸檬尤加利能夠抗憂鬱、沮喪，是現今重要的抗憂鬱精油。

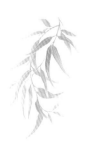

30 山雞椒 May chang

精油名稱　　　　山雞椒
拉丁學名　　　　Litsea Cubeba
主要產地　　　　中國、印度
萃取部位　　　　果實
精油成分屬性　　醛類
陰陽屬性　　　　陰
五行分類　　　　水
五行臟腑對應　　腎、膀胱

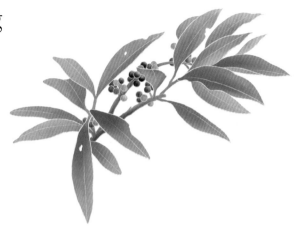

山雞椒精油十字座標圖

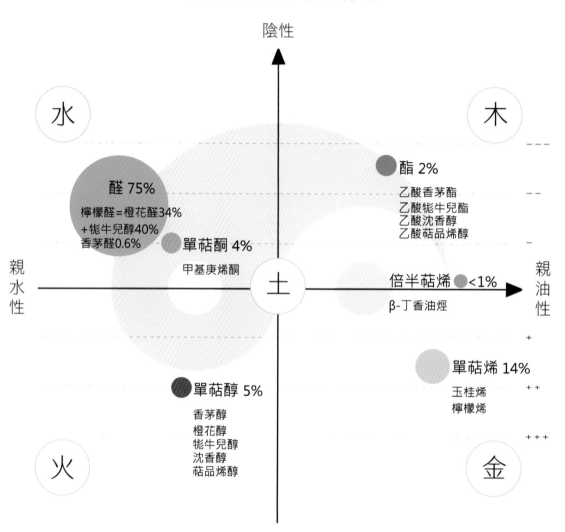

陰性

水　　　　　　　　　　　　　　　　木

醛 75%

檸檬醛＝橙花醛34%
＋牻牛兒醇40%
香茅醛0.6%

酯 2%
乙酸香茅酯
乙酸牻牛兒酯
乙酸沈香醇
乙酸萜品烯醇

單萜酮 4%
甲基庚烯酮

土

倍半萜烯 <1%
β-丁香油烴

親水性　　　　　　　　　　　　　　　　親油性

單萜烯 14%
玉桂烯
檸檬烯

＋
＋＋

單萜醇 5%
香茅醇
橙花醇
牻牛兒醇
沈香醇
萜品烯醇

＋＋＋

火　　　　　　　　　　　　　　　　金

陽性

山雞椒精油對應表

化學結構對應生理臟腑

❈ 山雞椒主要化學結構為醛類、酮類，五行歸類為水，對應臟腑為腎、膀胱，對此臟腑相關的生理會有幫助，於腎、膀胱的各種病症都有直接作用。

❈ 次少比例精油成分單萜烯，在五行中屬金，對應臟腑為肺、大腸。

❈ 較少比例的精油成分為單萜醇，在五行中屬火，對應臟腑為心、小腸。

❈ 更少比例的精油成分為酯類、倍半萜烯，在五行中屬木，對應臟腑為肝、膽。

五行相生對應生理特性

❈ 五行中水生木，木生火，金生水，從五行的相生裡，我們就能夠去推斷，對於所對應相關的生理臟腑有幫助，因此從五行的相生中就能夠理解，山雞椒精油具備在五行中水、金、火、木的五行。

❈ 相對於主要精油成分醛類、酮類以外的其他化學結構，以五行中屬金的單萜烯，屬火的單萜醇，屬木的酯類、倍半萜烯，在生理的的作用上，具有鎮靜、抗菌、抗病毒、抗感染、有益神經、消化、呼吸系統 。

五行財格對應生理特性

❈ 五行中木為金的財格，金為火的財格，火為水的財格，在五行裡財格是《易經》卦象中，許多人所追求的。

❈ 山雞椒以醛類、酮類為主要成分，精油中單萜烯、單萜醇、酯類、倍半萜烯的比例較少。其不同化學結構比例的協同性，從五行精油的關係裡就更能夠了解，山雞椒能夠抗痙攣、利心臟、有益呼吸道，是心臟、呼吸系統的滋補劑，對身體有全面的激勵、補身的作用。

五行七情對應情緒

❈ 山雞椒精油在五行歸類為水，在易醫七情屬性裡和驚、恐情緒的臟腑對應。

❈ 次少比例精油成分單萜烯，對應五行中金的屬性，在易醫七情裡和憂、悲的情緒有關。

❈ 較少比例精油成分單萜醇，對應五行中火的屬性，在易醫七情裡和喜的情緒有關。

❈ 更少比例精油成分為酯類、倍半萜烯，對應五行中木的屬性，在易醫七情裡和怒的情緒有關。

❈ 在特殊化學結構的比例下，山雞椒能夠釋放壓力、緊張的情緒、抗憂鬱、提振精神、改善失眠、焦慮、沮喪的情緒。

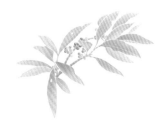

31 檸檬馬鞭草 Lemon verbena

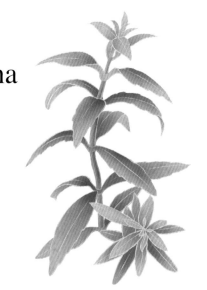

精油名稱　　　　檸檬馬鞭草
拉丁學名　　　　Lippia citriodora
主要產地　　　　巴拉圭
萃取部位　　　　葉
精油成分屬性　　醛類
陰陽屬性　　　　陰
五行分類　　　　水
五行臟腑對應　　腎、膀胱

檸檬馬鞭草精油十字座標圖

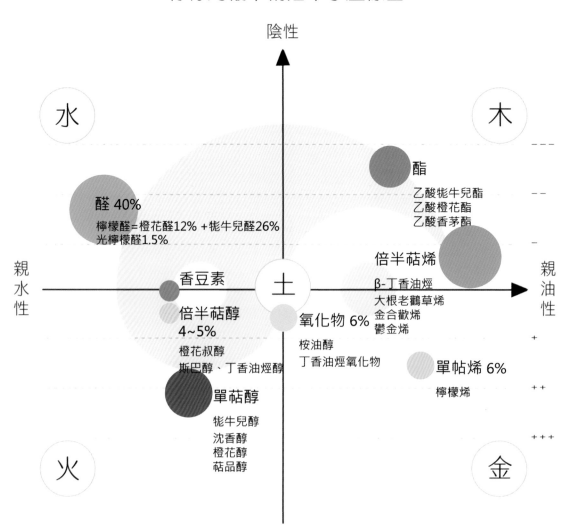

陰性

水　　　　　　　　　　　　　　　　　木

酯
乙酸牻牛兒酯
乙酸橙花酯
乙酸香茅酯

醛 40%
檸檬醛=橙花醛12% +牻牛兒醛26%
光檸檬醛1.5%

倍半萜烯

親水性

香豆素　　土　　　　β-丁香油烴
　　　　　　　　　大根老鸛草烯
倍半萜醇　　　　　金合歡烯
4~5%　　氧化物 6%　鬱金烯

橙花叔醇　　按油醇
斯巴醇、丁香油烴醇　丁香油烴氧化物

親油性

單萜烯 6%
檸檬烯

單萜醇

牻牛兒醇
沈香醇
橙花醇
萜品醇

火　　　　　　　　　　　　　　　　　金

陽性

檸檬馬鞭草精油對應表

化學結構對應生理臟腑

※ 檸檬馬鞭草主要化學結構為醛類、香豆素，五行歸類為水，對應臟腑為腎、膀胱，對此臟腑相關的生理會有幫助，於腎、膀胱的各種病症都有直接作用。

※ 次少比例精油成分倍半萜烯、酯類，在五行中屬木，對應臟腑為肝、膽。

※ 較少比例的精油成分為單萜醇、倍半萜醇，在五行中屬火，對應臟腑為心、小腸。

※ 更少比例的精油成分為單萜烯在五行中屬金，對應臟腑為肺、大腸。

※ 很少比例精油成分氧化物，在五行中屬土，對應臟腑為脾、胃。

五行相生對應生理特性

※ 五行中水生木，木生火，火生土，土生金，金生水，從五行的相生裡，我們就能夠去推斷，對於所對應相關的生理臟腑有幫助，因此從五行的相生中就能夠理解。檸檬馬鞭草精油具備在五行中水、木、火、金、土完整的五行。

※ 相對於主要精油成分醛類、香豆素以外的其他化學結構，以五行中屬木的倍半萜烯、酯類，屬火的單萜醇、倍半萜醇，屬金的單萜烯，屬土的氧化物，在生理的的作用上，具有抗氧化、抗腫瘤、抗發炎、止痛，有益神經、消化、心循環系統。

五行財格對應生理特性

※ 五行中水為土的財格，土為木的財格，木為金的財格，金為火的財格，火為水的財格，在五行裡財格是《易經》卦象中，許多人所追求的。

※ 檸檬馬鞭草以醛類、香豆素為主要成分，精油中倍半萜烯、酯類、單萜醇、倍半萜醇、單萜烯、氧化物的比例較少。其不同化學結構比例的協同性，從五行精油的關係裡就更能夠了解，檸檬馬鞭草能夠有效抗發炎，激勵肝臟、胰臟、腸道，具有助眠、改善經前症候群的功效。

五行七情對應情緒

※ 檸檬馬鞭草精油在五行歸類為水，在易醫七情屬性裡和驚、恐情緒的臟腑對應。

※ 次少比例精油成分倍半萜烯、酯類，對應五行中木的屬性，在易醫七情裡和怒的情緒有關。

※ 較少比例精油成分單萜醇、倍半萜醇，對應五行中火的屬性，在易醫七情裡和喜的情緒有關。

※ 更少比例精油成分單萜烯，對應五行中金的屬性，在易醫七情裡和憂、悲的情緒有關。

※ 很少比例精油成分氧化物，對應五行中土的屬性，在易醫七情裡和思的情緒有關。

※ 在特殊化學結構的比例下，檸檬馬鞭草能夠強化神經、消除疲勞，抗憂鬱、焦慮、沮喪、恐懼的情緒，是著名的快樂精油。

32 香蜂草 Melissa

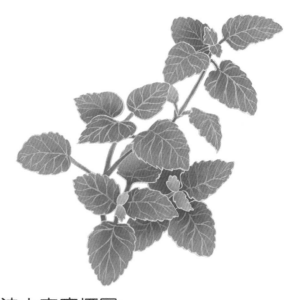

精油名稱	香蜂草
拉丁學名	Melissa officinalis
主要產地	法國、克羅埃西亞
萃取部位	葉
精油成分屬性	醛類
陰陽屬性	陰
五行分類	水
五行臟腑對應	腎、膀胱

香蜂草精油十字座標圖

香蜂草精油十字座標圖

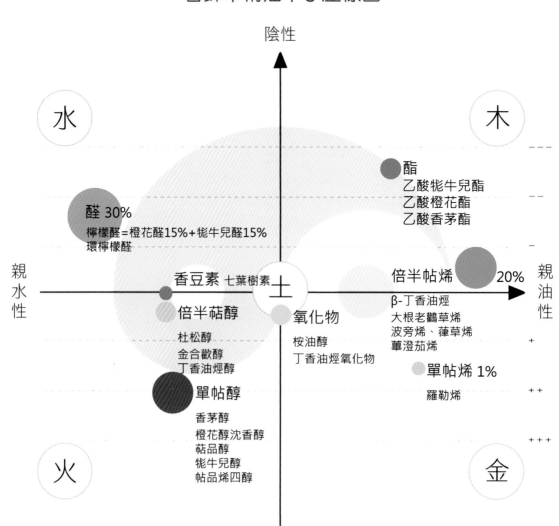

陰性

水　　　　木

酯
乙酸牻牛兒酯
乙酸橙花酯
乙酸香茅酯

醛 30%
檸檬醛＝橙花醛15%＋牻牛兒醛15%
環檸檬醛

香豆素 七葉樹素　土　　倍半帖烯　20%

親水性　　倍半萜醇　　氧化物　　β-丁香油烴
大根老鸛草烯
波旁烯、葎草烯
蓽澄茄烯　親油性

杜松醇
金合歡醇
丁香油烴醇

桉油醇
丁香油烴氧化物

單帖烯 1%　　+

單帖醇

香茅醇
橙花醇沈香醇
萜品醇
牻牛兒醇
帖品烯四醇

羅勒烯　　++

+++

火　　　　金

陽性

香蜂草精油對應表

化學結構對應生理臟腑

⌘ 香蜂草主要化學結構為醛類、香豆素，五行歸類為水，對應臟腑為腎、膀胱，對此臟腑相關的生理會有幫助，於腎、膀胱的各種病症都有直接作用。

⌘ 次少比例精油成分倍半萜烯、酯類，在五行中屬木，對應臟腑為肝、膽。

⌘ 較少比例精油成分單萜醇、倍半萜醇，在五行中屬火，對應臟腑為心、小腸。

⌘ 更少比例精油成分氧化物，在五行中屬土，對應臟腑為脾、胃。

⌘ 很少比例的精油成分單萜烯在五行中屬金，對應臟腑為肺、大腸。

五行相生對應生理特性

⌘ 五行中水生木，木生火，火生土，土生金，金生水，從五行的相生裡，我們就能夠去推斷，對於所對應相關的生理臟腑有幫助，因此從五行的相生中就能夠理解，香蜂草精油具備在五行中水、木、火、土、金完整的五行。

⌘ 相對於主要精油成分醛類、香豆素以外的其他化學結構， 以五行中屬木的倍半萜烯、酯類，屬火的單萜醇、倍半萜醇，屬土的氧化物，屬金的單萜烯，在生理的的作用上，具有消炎、安撫、鎮靜、 抗痙攣，有益神經 、呼吸、消化、心循環、生殖系統。

五行財格對應生理特性

⌘ 五行中水為土的財格，土為木的財格，木為金的財格，金為火的財格，火為水的財格，在五行裡財格是《易經》卦象中，許多人所追求的。

⌘ 香蜂草以醛類、香豆素為主要成分，精油中倍半萜烯、酯類、單萜醇、倍半萜醇、氧化物、單萜烯的比例較少。其不同化學結構比例的協同性，從五行精油的關係裡就更能夠了解，香蜂草能夠調節血壓，是心臟、循環系統的補藥，具有利子宮、滋補的功效，也是重要的抗腫瘤精油，擁有「萬靈丹」的美譽。

五行七情對應情緒

⌘ 香蜂草精油在五行歸類為水，在易醫七情屬性裡和驚、恐情緒的臟腑對應。

⌘ 次少比例精油成分倍半萜烯、酯類，對應五行中木的屬性，在易醫七情裡和怒的情緒有關。

⌘ 較少比例精油成分單萜醇、倍半萜醇，對應五行中火的屬性，在易醫七情裡和喜的情緒有關。

⌘ 更少比例精油成分氧化物，對應五行中土的屬性，在易醫七情裡和思的情緒有關。

⌘ 很少比例精油成分單萜烯， 對應五行中金的屬性，在易醫七情裡和憂、悲的情緒有關。

⌘ 在特殊化學結構的比例下，香蜂草能夠安撫提振情緒，鎮靜神經、助眠，抗憂鬱、沮喪，改善焦慮、恐懼、悲傷、歇斯底里的情緒。

33 鼠尾草 Sage

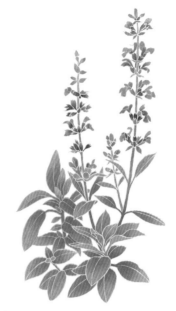

精油名稱	鼠尾草
拉丁學名	Salvia officinalis
主要產地	法國、克羅埃西亞
萃取部位	全株藥草
精油成分屬性	單萜酮類
陰陽屬性	陰
五行分類	水
五行臟腑對應	腎、膀胱

鼠尾草精油十字座標圖

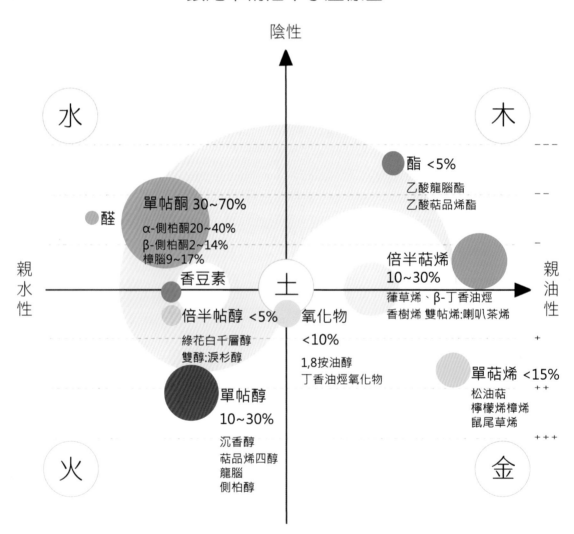

陰性

水　　　　　　　　　　　　　木

酯 <5%
乙酸龍腦酯
乙酸萜品烯酯

醛

單帖酮 30~70%

α-側柏酮20~40%
β-側柏酮2~14%
樟腦9~17%

倍半萜烯
10~30%

香豆素

土

葎草烯、β-丁香油烴
香樹烯 雙帖烯:喇叭茶烯

親水性　　　　　　　　　　　　　　　　　親油性

倍半帖醇 <5%

綠花白千層醇
雙醇:淚杉醇

氧化物

<10%

1,8按油醇
丁香油烴氧化物

單萜烯 <15%

松油萜
檸檬烯樟烯
鼠尾草烯

單帖醇

10~30%

沉香醇
萜品烯四醇
龍腦
側柏醇

火　　　　　　　　　　　　　金

陽性

鼠尾草精油對應表

化學結構對應生理臟腑

⌘ 鼠尾草主要化學結構為酮類、香豆素、醛類，五行歸類為水，對應臟腑為腎、膀胱，對此臟腑相關的生理會有幫助，於腎、膀胱的各種病症都有直接作用。

⌘ 次少比例精油成分倍半萜烯、酯類，在五行中屬木，對應臟腑為肝、膽。

⌘ 較少比例的精油成分為單萜醇、倍半萜醇，在五行中屬火，對應臟腑為心、小腸。

⌘ 更少比例的精油成分為單萜烯在五行中屬金，對應臟腑為肺、大腸。

⌘ 很少比例精油成分氧化物，在五行中屬土，對應臟腑為脾、胃。

五行相生對應生理特性

⌘ 五行中水生木，木生火，火生土，土生金，金生水，從五行的相生裡，我們就能夠去推斷，對於所對應相關的生理臟腑有幫助，因此從五行的相生中就能夠理解，鼠尾草精油具備在五行中水、木、火、金、土完整的五行。

⌘ 相對於主要精油成分酮類、香豆素、醛類以外的其他化學結構，以五行中屬木的倍半萜烯、酯類，屬火的單萜醇、倍半萜醇，屬金的單萜烯，屬土的氧化物，在生理的的作用上，具有抗痙攣、抗菌、抗病毒、利尿、利神經，有益神經、消化、呼吸、生殖系統。

五行財格對應生理特性

⌘ 五行中水為土的財格，土為木的財格，木為金的財格，金為火的財格，火為水的財格，在五行裡財格是《易經》卦象中，許多人所追求的。

⌘ 鼠尾草以酮類、香豆素、醛類為主要成分，精油中倍半萜烯、酯類、單萜醇、倍半萜醇、單萜烯、氧化物的比例較少。其不同化學結構比例的協同性，從五行精油的關係裡就更能夠了解，鼠尾草有類雌激素對內分泌、荷爾蒙有調節作用，有益肝膽、腎臟、新陳代謝等問題，是神經、消化系統的補藥。

五行七情對應情緒

⌘ 鼠尾草精油在五行歸類為水，在易醫七情屬性裡和驚、恐情緒的臟腑對應。

⌘ 次少比例精油成分倍半萜烯、酯類，對應五行中木的屬性，在易醫七情裡和怒的情緒有關。

⌘ 較少比例精油成分單萜醇、倍半萜醇，對應五行中火的屬性，在易醫七情裡和喜的情緒有關。

⌘ 更少比例精油成分單萜烯，對應五行中金的屬性，在易醫七情裡和憂、悲的情緒有關。

⌘ 很少比例精油成分氧化物，對應五行中土的屬性，在易醫七情裡和思的情緒有關。

⌘ 在特殊化學結構的比例下，鼠尾草能夠鎮靜神經，改善疲勞、抗沮喪、哀傷等情緒。

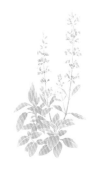

火

花梨木／芳樟／芫荽

百里香／玫瑰草／天竺葵

大馬士革玫瑰／茶樹

橙花／甜馬鬱蘭／胡椒薄荷

甜羅勒／中國肉桂／丁香

檀香／胡蘿蔔籽／岩蘭草／廣霍香

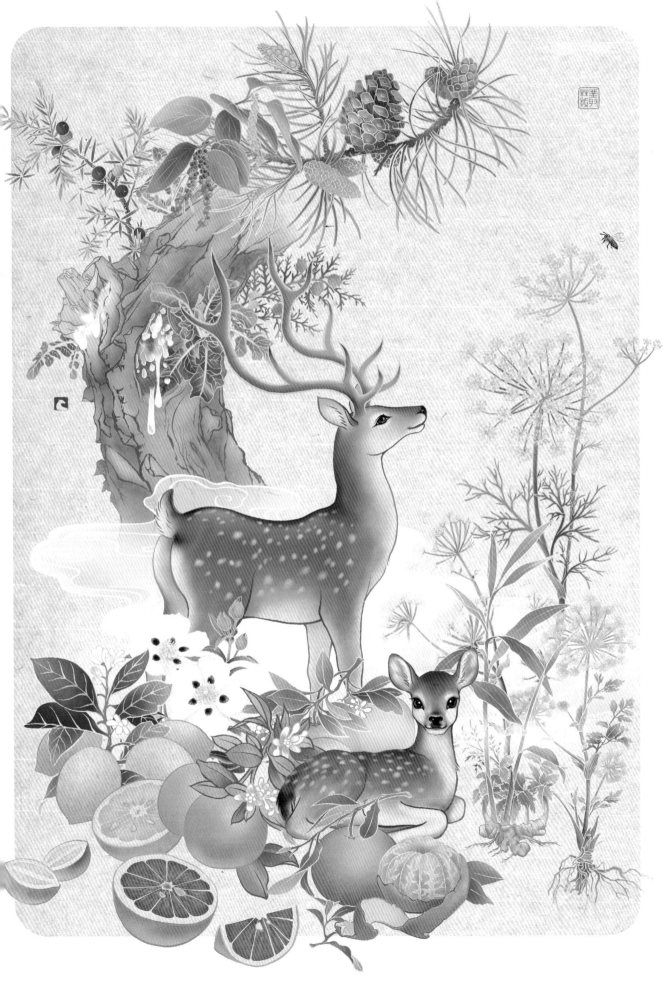

34 花梨木 Rosewood

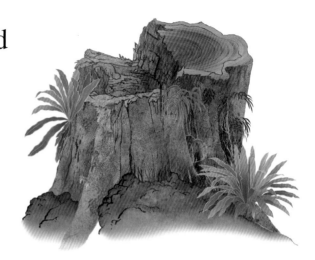

精油名稱	花梨木
拉丁學名	Aniba rosaeodora
主要產地	巴西
萃取部位	木材
精油成分屬性	單萜醇類
陰陽屬性	陽
五行分類	火
五行臟腑對應	心、小腸

花梨木精油十字座標圖

花梨木精油十字座標圖

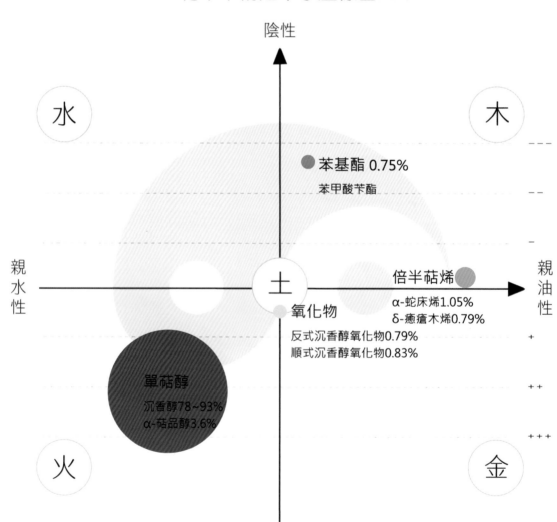

陰性

水　　　　　　　　　　　　木

● 苯基酯 0.75%
苯甲酸苄酯

親水性　　　　　　土　　　　　倍半萜烯 ●　　親油性
　　　　　　　　氧化物　　α-蛇床烯1.05%
　　　　　　　　　　　　δ-癒瘡木烯0.79%
反式沉香醇氧化物0.79%
順式沉香醇氧化物0.83%

單萜醇
沉香醇78~93%
α-萜品醇3.6%

火　　　　　　　　　　　　金

陽性

花梨木精油對應表

化學結構對應生理臟腑

- ✤ 花梨木主要化學結構為單萜醇，五行歸類為火，對應臟腑為心、小腸，對此臟腑相關的生理會有幫助，於心、小腸的各種病症都有直接作用。
- ✤ 次少比例精油成分倍半萜烯、苯基酯，在五行中屬木，對應臟腑為肝、膽。
- ✤ 較少比例精油成分為氧化物，在五行中屬土，對應臟腑為脾、胃。

五行相生對應生理特性

- ✤ 五行中火生土，木生火，從五行的相生裡，我們就能夠去推斷，對於所對應相關的生理臟腑有幫助，因此從五行的相生中就能夠理解，花梨木精油具備在五行中火、木、土的五行。
- ✤ 相對於主要精油成分單萜醇以外的其他化學結構，以五行中屬木的倍半萜烯、苯基酯，屬土的氧化物，在生理的的作用上，具有抗菌、抗感染、抗病毒、補身功效，有益神經、呼吸、免疫系統。

五行財格對應生理特性

- ✤ 五行中土為木的財格，在五行裡財格是《易經》卦象中，許多人所追求的。
- ✤ 花梨木以單萜醇為主要成分，精油中倍半萜烯、苯基酯、氧化物的比例較少。其不同化學結構比例的協同性，從五行精油的關係裡就更能夠了解，花梨木能夠利腦、改善頭痛，針對嬰幼兒呼吸道的感染，是最佳的抗菌劑，也是慢性病、孕婦、兒童重要溫和的精油，能刺激細胞再生，具有很好的護膚功效，是極佳的護膚聖品。

五行七情對應情緒

- ✤ 花梨木精油在五行歸類為火，在易醫七情屬性裡和喜情緒的臟腑對應。
- ✤ 次少比例精油成分倍半萜烯、苯基酯，對應五行中木的屬性，在易醫七情裡和怒的情緒有關。
- ✤ 較少比例精油成分氧化物，對應五行中土的屬性，在易醫七情裡和思的情緒有關。
- ✤ 在特殊化學結構的比例下，花梨木具有穩定中樞神經，提振精神、抗沮喪、抗憂鬱，改善疲勞和情緒低落，能夠帶來強大的心靈支持力量，是重要的身心用油。

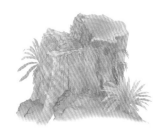

35 芳樟 Ho oil

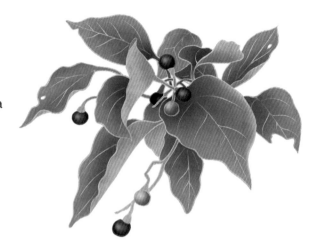

精油名稱　　　　芳樟
拉丁學名　　　　Cinnamomum camphora
主要產地　　　　馬達加斯加
萃取部位　　　　葉片
精油成分屬性　　單萜醇類
陰陽屬性　　　　陽
五行分類　　　　火
五行臟腑對應　　心、小腸

芳樟精油十字座標圖

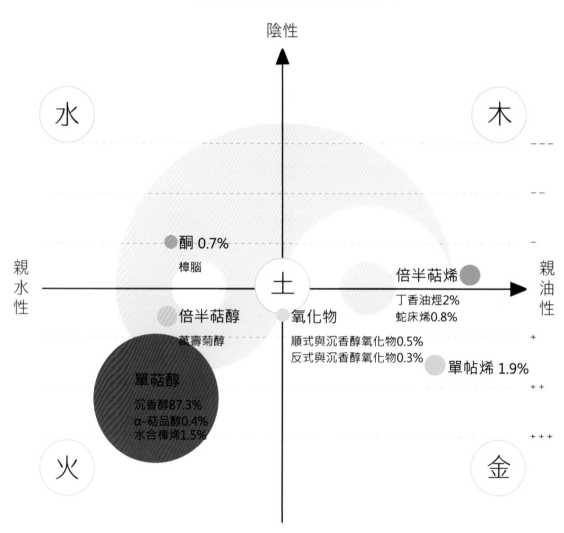

芳樟精油對應表

化學結構對應生理臟腑

⌘ 芳樟主要化學結構為單萜醇、倍半萜醇，五行歸類為火，對應臟腑為心、小腸，對此臟腑相關的生理會有幫助，於心、小腸的各種病症都有直接作用。

⌘ 次少比例的精油成分倍半萜烯，在五行中屬木，對應臟腑為肝、膽。

⌘ 較少比例的精油成分為單萜烯，在五行中屬金，對應臟腑為肺、大腸。

⌘ 更少比例的精油成分氧化物，在五行中屬土，對應臟腑為脾、胃。

⌘ 很少比例精油成分為酮類，在五行中屬水，對應臟腑為腎、膀胱。

五行相生對應生理特性

⌘ 五行中火生土，土生金，金生水，水生木，木生火，從五行的相生裡，我們就能夠去推斷，對於所對應相關的生理臟腑有幫助，因此從五行的相生中就能夠理解，芳樟精油具備在五行中火、木、金、土、水完整的五行。

⌘ 相對於主要精油成分單萜醇、倍半萜醇以外的其他化學結構，以五行中屬木的倍半萜烯，屬金的單萜烯，屬土的氧化物，屬水的酮類，在生理的的作用上，具有抗菌、抗痙攣、抗病毒、淨化、激勵補身，有益呼吸、消化、生殖、泌尿系統。

五行財格對應生理特性

⌘ 五行中火為水的財格，水為土的財格，土為木的財格，木為金的財格，金為火的財格，在五行裡財格是《易經》卦象中，許多人所追求的。

⌘ 芳樟以單萜醇、倍半萜醇為主要成分，精油中倍半萜烯、單萜烯、氧化物、酮類的比例較少。其不同化學結構比例的協同性，從五行精油的關係裡就更能夠了解，芳樟能夠止痛、抗風濕、抗黏膜發炎，改善坐骨神經痛，是很好的抗感染精油。

五行七情對應情緒

⌘ 芳樟精油在五行歸類為火，在易醫七情屬性裡和喜情緒的臟腑對應。

⌘ 次少比例精油成分為倍半萜烯，對應五行中木的屬性，在易醫七情裡和怒的情緒有關。

⌘ 較少比例精油成分為單萜烯，對應五行中金的屬性，在易醫七情裡和憂、悲的情緒有關。

⌘ 更少比例精油成分氧化物，對應五行中土的屬性，在易醫七情裡和思的情緒有關。

⌘ 很少比例精油成分酮類，對應五行中水的屬性，在易醫七情裡和驚、恐的情緒有關。

⌘ 在特殊化學結構的比例下，芳樟能夠鎮靜神經，抗沮喪、焦慮、緊張、釋放恐懼，減輕心理負擔，帶來心靈的支持力量。

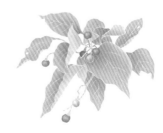

36 芫荽 Coriander

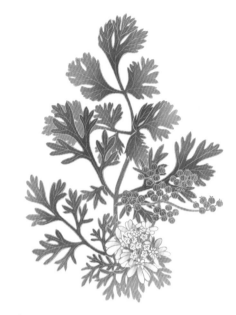

精油名稱　　　　芫荽
拉丁學名　　　　Coriandrum sativum
主要產地　　　　阿根廷
萃取部位　　　　種籽
精油成分屬性　　單萜醇類
陰陽屬性　　　　陽
五行分類　　　　火
五行臟腑對應　　心、小腸

芫荽精油十字座標圖

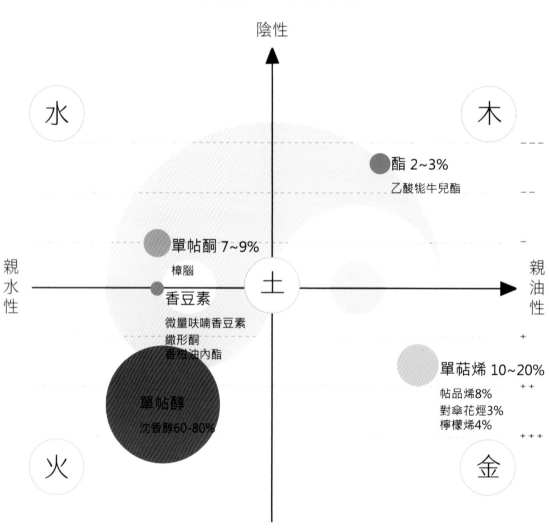

陰性

水　　　　　　　　　　　　　　　　　　木

酯 2~3%
乙酸牻牛兒酯

單帖酮 7~9%
樟腦

親水性　　　　　　　香豆素　　土　　　　　　　親油性

微量呋喃香豆素
繖形酮
香柑油內酯

單帖烯 10~20%
帖品烯8%
對傘花烴3%
檸檬烯4%

單帖醇
沈香醇60-80%

火　　　　　　　　　　　　　　　　　　金

陽性

芫荽精油對應表

化學結構對應生理臟腑

※ 芫荽主要化學結構為單萜醇，五行歸類為火，對應臟腑為心、小腸，對此臟腑相關的生理會有幫助，對於心、小腸的各種病症都有直接作用。

※ 次少比例的精油成分單萜烯，在五行中屬金，對應臟腑為肺、大腸。

※ 較少比例精油成分酮類、香豆素，在五行中屬水，對應臟腑為腎、膀胱。

※ 更少比例精油成分酯類，在五行中屬木，對應臟腑為肝、膽。

五行相生對應生理特性

※ 五行中金生水，水生木，木生火，從五行的相生裡，我們就能夠去推斷，對於所對應相關的生理臟腑有幫助，因此從五行的相生中就能夠理解，佛手柑精油具備在五行中火、金、水、木的五行。

※ 相對於主要精油成分單萜醇以外的其他化學結構，以五行中屬金的單萜烯，屬水的酮類、香豆素，屬木的酯類。在生理的的作用上，具有抗菌、抗感染、抗病毒、淨化、排毒、利尿，有益神經、心循環、消化、生殖泌尿系統。

五行財格對應生理特性

※ 五行中火為水的財格，金為火的財格，木為金的財格，在五行裡財格是《易經》卦象中，許多人所追求的。

※ 芫荽以單萜醇為主要成分，精油中單萜烯、酮類、香豆素、酯類的比例較少。其不同化學結構比例的協同性，從五行精油的關係裡就更能夠了解，芫荽能夠淨化排毒，激勵腺體刺激雌激素分泌，利脾、有益消化、改善潰瘍，能夠改善風濕、關節、肌肉酸痛，是很好的暖身精油。

五行七情對應情緒

※ 芫荽精油在五行歸類為火，在易醫七情屬性裡和喜情緒的臟腑對應。

※ 次少比例精油成分為單萜烯，對應五行中金的屬性，在易醫七情裡和憂、悲的情緒有關。

※ 較少比例精油成分酮類、香豆素，對應五行中水的屬性，在易醫七情裡和驚、恐的情緒有關。

※ 更少比例精油成分酯類，對應五行中木的屬性，在易醫七情裡和怒的情緒有關。

※ 在特殊化學結構的比例下，芫荽具有消除緊張、抗憂鬱，激勵提振情緒，改善疲勞、神經衰弱，恢復活力。

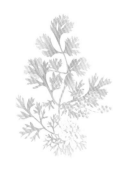

37 沉香醇百里香 Thyme linalool

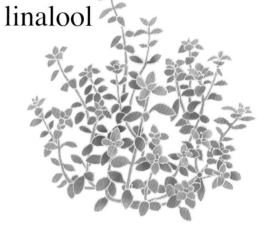

精油名稱	百里香
拉丁學名	Thymus vulgaris
主要產地	法國、西班牙、克羅埃西亞
萃取部位	草葉
精油成分屬性	單萜醇類
陰陽屬性	陽
五行分類	火
五行臟腑對應	心、小腸

沉香醇百里香精油十字座標圖

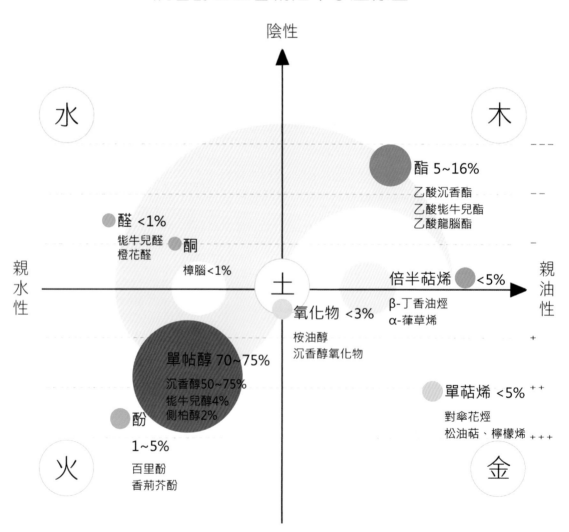

陰性

水　　　　　　　　　木

酯 5~16%
乙酸沉香酯
乙酸牻牛兒酯
乙酸龍腦酯

醛 <1%
牻牛兒醛
橙花醛

酮
樟腦<1%

土

倍半萜烯　<5%
β-丁香油烴
α-葎草烯

親水性　　　　　　　　　　親油性

氧化物 <3%
桉油醇
沉香醇氧化物

+

單帖醇 70~75%
沉香醇50~75%
牻牛兒醇4%
側柏醇2%

單萜烯 <5% ++
對傘花烴
松油萜、檸檬烯 +++

酚
1~5%
百里酚
香荊芥酚

火　　　　　　　　　金

陽性

沉香醇百里香精油對應表

化學結構對應生理臟腑

⌘ 百里香主要化學結構為單萜醇、酚類，五行歸類為火，對應臟腑為心、小腸，對此臟腑相關的生理會有幫助，於心、小腸的各種病症都有直接作用。

⌘ 次少比例的精油成分酯類、倍半萜烯，在五行中屬木，對應臟腑為肝、膽。

⌘ 較少比例精油成分單萜烯，在五行中屬金，對應臟腑為肺、大腸。

⌘ 更少比例的精油成分氧化物，在五行中屬土，對應臟腑為脾、胃。

⌘ 很少比例精油成分醛類、酮類，在五行中屬水，對應臟腑為腎、膀胱。

五行相生對應生理特性

⌘ 五行中火生土，土生金，金生水，水生木，木生火，從五行的相生裡，我們就能夠去推斷，對於所對應相關的生理臟腑有幫助，因此從五行的相生中就能夠理解，百里香精油具備在五行中火、木、金、土、水完整的五行。

⌘ 相對於主要精油成分單萜醇、酚類以外的其他化學結構，以五行中屬木的酯類、倍半萜烯，屬金的單萜烯，屬土的氧化物，屬水的醛類、酮類，在生理的的作用上，具有抗菌、抗感染、抗病毒、抗黴菌，有益神經、呼吸、免疫、消化、生殖、泌尿系統。

五行財格對應生理特性

⌘ 五行中火為水的財格，水為土的財格，土為木的財格，木為金的財格，金為火的財格，在五行裡財格是《易經》卦象中，許多人所追求的。

⌘ 百里香以單萜醇、酚類為主要成分，精油中酯類、倍半萜烯、單萜烯、氧化物、醛類、酮類的比例較少。其不同化學結構比例的協同性，從五行精油的關係裡就更能夠了解，百里香能夠全面抗感染、抗氧化，對淋巴循環和心循環有幫助，具有滋補、激勵免疫再生白血球，補強身體各機能的功效是很好的補身精油。

五行七情對應情緒

⌘ 百里香精油在五行歸類為火，在易醫七情屬性裡和喜情緒的臟腑對應。

⌘ 次少比例精油成分為酯類、倍半萜烯，對應五行中木的屬性，在易醫七情裡和怒的情緒有關。

⌘ 較少比例精油成分單萜烯，對應五行中金的屬性，在易醫七情裡和憂、悲的情緒有關。

⌘ 更少比例精油成分氧化物，對應五行中土的屬性，在易醫七情裡和思的情緒有關。

⌘ 很少比例精油成分醛類、酮類，對應五行中水的屬性，在易醫七情裡和驚、恐的情緒有關。

⌘ 在特殊化學結構的比例下，百里香能夠滋補平衡神經，提振情緒、消除疲勞、提升能量，抗憂鬱、焦慮、恐懼、沮喪、不安等情緒，療癒創傷的心靈。

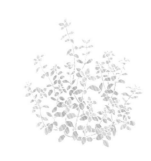

38 玫瑰草 Palmarosa

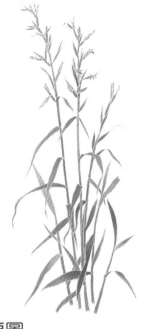

精油名稱	玫瑰草
拉丁學名	Cymbopogon martinii
主要產地	尼泊爾
萃取部位	全株藥草
精油成分屬性	單萜醇類
陰陽屬性	陽
五行分類	火
五行臟腑對應	心、小腸

玫瑰草精油十字座標圖

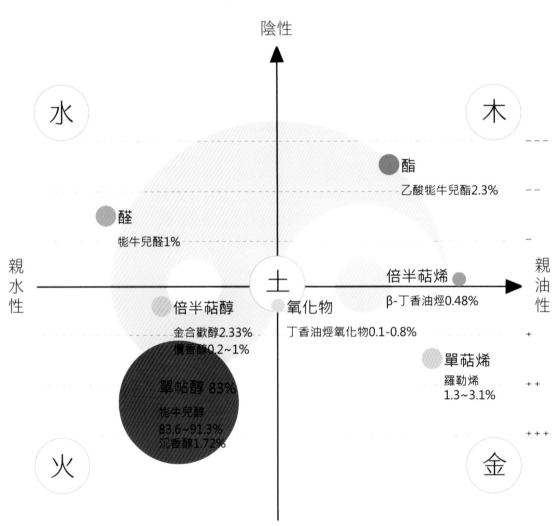

陰性

水　　　　　　　　木

酯
乙酸牻牛兒酯2.3%

醛
牻牛兒醛1%

親水性　　　　　　土　　　倍半萜烯
β-丁香油烴0.48%　　　親油性

倍半萜醇　　氧化物
金合歡醇2.33%　丁香油烴氧化物0.1-0.8%
檀香醇0.2~1%

單萜烯
羅勒烯
1.3~3.1%

單帖醇 83%
牻牛兒醇
83.6~91.3%
沉香醇1.72%

火　　　　　　　　金

陽性

玫瑰草精油對應表

化學結構對應生理臟腑

✿ 玫瑰草主要化學結構為單萜醇、倍半萜醇，五行歸類為火，對應臟腑為心、小腸，對此臟腑相關的生理會有幫助，於心、小腸的各種病症都有直接作用。

✿ 次少比例的精油成分酯類、倍半萜烯，在五行中屬木，對應臟腑為肝、膽。

✿ 較少比例的精油成分為單萜烯，在五行中屬金，對應臟腑為肺、大腸。

✿ 更少比例的精油成分醛類，在五行中屬水，對應臟腑為腎、膀胱。

✿ 很少精油化學結構氧化物，在五行中屬土，對應臟腑為脾、胃。

五行相生對應生理特性

✿ 五行中火生土，土生金，金生水，水生木，木生火，從五行的相生裡，我們就能夠去推斷，對於所對應相關的生理臟腑有幫助，因此從五行的相生中就能夠理解，玫瑰草精油具備在五行中火、木、金、水、土完整的五行。

✿ 相對於主要精油成分單萜醇、倍半萜醇以外的其他化學結構，以五行中屬木的酯類、倍半萜烯，屬金的單萜烯，屬水的醛類，屬土的氧化物。在生理的的作用上，具有抗菌、抗病毒、抗黴菌、抗微生物、激勵、補身，有益消化、免疫 、生殖、泌尿系統。

五行財格對應生理特性

✿ 五行中火為水的財格，水為土的財格，土為木的財格，木為金的財格，金為火的財格，在五行裡財格是《易經》卦象中，許多人所追求的。

✿ 玫瑰草以單萜醇、倍半萜醇為主要成分，精油中酯類、倍半萜烯、單萜烯、醛類、氧化物的比例較少。其不同化學結構比例的協同性，從五行精油的關係裡就更能夠了解，玫瑰草利子宮、心臟，淨化血液，是心臟、腸道的滋補劑，具有細胞再生、保濕、抗皺、回春的護膚功能。

五行七情對應情緒

✿ 玫瑰草精油在五行歸類為火，在易醫七情屬性裡和喜情緒的臟腑對應。

✿ 次少比例精油成分酯類、倍半萜烯，對應五行中木的屬性，在易醫七情裡和怒的情緒有關。

✿ 較少比例精油成分單萜烯，對應五行中金的屬性，在易醫七情裡和憂、悲的情緒有關。

✿ 更少比例精油成分醛類，對應五行中水的屬性，在易醫七情裡和驚、恐的情緒有關。

✿ 很少比例精油成分氧化物，對應五行中土的屬性，在易醫七情裡和思的情緒有關。

✿ 在特殊化學結構的比例下，玫瑰草能夠安撫提振情緒，抗沮喪、抗憂鬱、釋放壓力、緊張不安、罪惡感、憤怒的情緒。

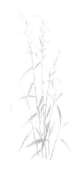

39 玫瑰天竺葵 Rose Geranium

精油名稱	天竺葵
拉丁學名	Pelargonium graveolens l'Héritier.
主要產地	中國
萃取部位	葉片
精油成分屬性	單萜醇類
陰陽屬性	陽
五行分類	火
五行臟腑對應	心、小腸

天竺葵精油十字座標圖

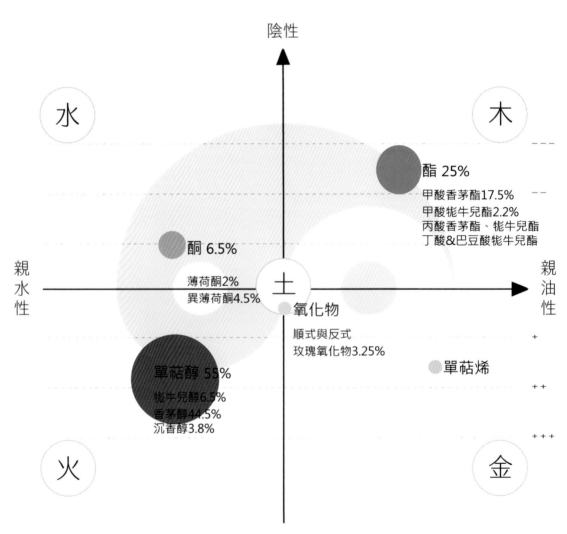

陰性

水　　　　　　　木

酯 25%

甲酸香茅酯17.5%
甲酸牻牛兒酯2.2%
丙酸香茅酯、牻牛兒酯
丁酸&巴豆酸牻牛兒酯

酮 6.5%

薄荷酮2%
異薄荷酮4.5%

土

氧化物

順式與反式
玫瑰氧化物3.25%

親水性　　　　　　　　親油性

單萜烯

單萜醇 55%

牻牛兒醇6.5%
香茅醇44.5%
沉香醇3.8%

火　　　　　　　金

陽性

天竺葵精油對應表

化學結構對應生理臟腑

⌘ 天竺葵主要化學結構為單萜醇，五行歸類為火，對應臟腑為心、小腸，對此臟腑相關的生理會有幫助，於心、小腸的各種病症都有直接作用。

⌘ 次少比例精油成分酯類，在五行中屬木，對應臟腑為肝、膽。

⌘ 較少比例精油成分酮類，在五行中屬水，對應臟腑為腎、膀胱。

⌘ 更少比例的精油成分單萜烯，在五行中屬金，對應臟腑為肺、大腸。

⌘ 很少比例精油成分氧化物，在五行中屬土，對應臟腑為脾、胃。

五行相生對應生理特性

⌘ 五行中火生土，土生金，金生水，水生木，木生火，從五行的相生裡，我們就能夠去推斷，對於所對應相關的生理臟腑有幫助，因此從五行的相生中就能夠理解，天竺葵精油具備在五行中火、木、水、金、土完整的五行。

⌘ 相對於主要精油成分單萜醇以外的其他化學結構，以五行中屬木的酯類，屬水的酮類，屬金的單萜烯，屬土的氧化物。在生理的的作用上，具有抗感染、抗菌、抗黴菌、抗痙攣、抗病毒、補身的功效，有益神經、生殖、泌尿、淋巴、循環、心血管系統。

五行財格對應生理特性

⌘ 五行中火為水的財格，水為土的財格，土為木的財格，木為金的財格，金為火的財格，在五行裡財格是《易經》卦象中，許多人所追求的。

⌘ 天竺葵以單萜醇為主要成分，精油中酯類、酮類、單萜烯、氧化物的比例較少。其不同化學結構比例的協同性，從五行精油的關係裡就更能夠了解，天竺葵能夠平衡荷爾蒙、調節腺體，利肝、膽、脾、胰臟，刺激淋巴系統、幫助肝腎排毒、改善水腫、促進傷口癒合、幫助細胞再生，被譽為是最佳的護膚聖品。

五行七情對應情緒

⌘ 天竺葵精油在五行歸類為火，在易醫七情屬性裡和喜情緒的臟腑對應。

⌘ 次少比例精油成分酯類，對應五行中木的屬性，在易醫七情裡和怒的情緒有關。

⌘ 較少比例精油成分酮類，對應五行中水的屬性，在易醫七情裡和驚、恐的情緒有關。

⌘ 更少比例精油成分單萜烯，對應五行中金的屬性，在易醫七情裡和憂、悲的情緒有關。

⌘ 很少比例精油成分氧化物，對應五行中土的屬性，在易醫七情裡和思的情緒有關。

⌘ 在特殊化學結構的比例下，天竺葵能夠調節自律神經、提振情緒、紓解壓力、抗憂鬱、焦慮、沮喪，幫助不安恐懼的情緒，讓身心恢復平衡。

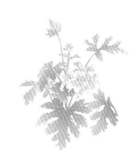

40 大馬士革玫瑰 Damask Rose

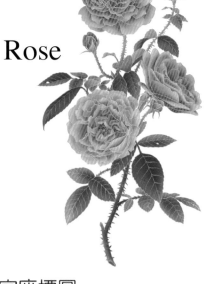

精油名稱	大馬士革玫瑰
拉丁學名	Rosa Damascena
主要產地	保加利亞、土耳其
萃取部位	花
精油成分屬性	單萜醇類
陰陽屬性	陽
五行分類	火
五行臟腑對應	肺、大腸

大馬士革玫瑰精油十字座標圖

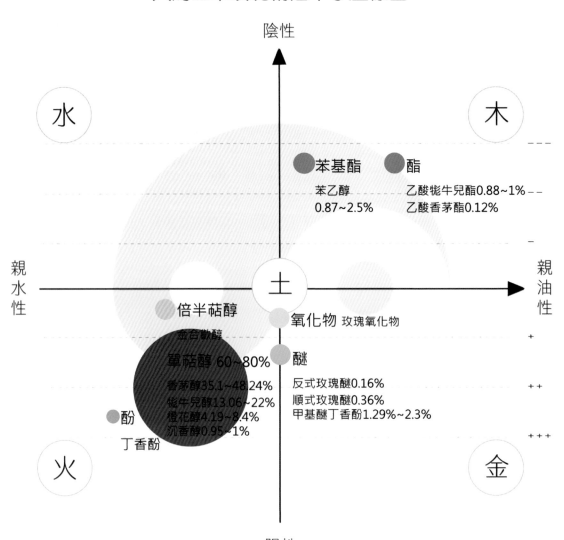

陰性

水　　　　木

苯基酯　　酯
苯乙醇　　乙酸牻牛兒酯0.88~1%
0.87~2.5%　乙酸香茅酯0.12%

親水性　　　土　　　　親油性

倍半萜醇　　氧化物 玫瑰氧化物

金合歡醇

單萜醇 60~80%　　醚

香茅醇35.1~48.24%　反式玫瑰醚0.16%
牻牛兒醇13.06~22%　順式玫瑰醚0.36%
橙花醇4.19~8.4%　　甲基醚丁香酚1.29%~2.3%
沉香醇0.95~1%

酚
丁香酚

火　　　　金

陽性

大馬士革玫瑰精油對應表

化學結構對應生理臟腑

⌘ 大馬士革玫瑰主要化學結構為單萜醇、倍半萜醇、酚類，五行歸類為火，對應臟腑為心、小腸，對此臟腑相關的生理會有幫助，於心、小腸的各種病症都有直接作用。

⌘ 次少比例精油成分酯類、苯基酯，在五行中屬木，對應臟腑為肝、膽。

⌘ 較少比例精油成分氧化物、醚類，在五行中屬土，對應臟腑為脾、胃。

五行相生對應生理特性

⌘ 五行中火生土，木生火，從五行的相生裡，我們就能夠去推斷，對於所對應相關的生理臟腑有幫助，因此從五行的相生中就能夠理解，大馬士革玫瑰精油具備在五行中火、木、土的五行。

⌘ 相對於主要精油成分單萜醇、倍半萜醇、酚類以外的其他化學結構，屬木的酯類、苯基酯，屬土的氧化物、醚類，在生理的的作用上，具有抗菌、抗病毒、抗痙攣、通經、滋補的功效，有益神經、內分泌、生殖、心循環系統 。

五行財格對應生理特性

⌘ 五行中木為金的財格，土為木的財格，在五行裡財格是《易經》卦象中，許多人所追求的。

⌘ 大馬士革玫瑰以單萜醇、倍半萜醇、酚類為主要成分，精油中酯類、苯基酯、氧化物、醚類的比例較少。其不同化學結構成分比例的協同性，從五行精油的關係裡就更能夠了解，大馬士革玫瑰利心臟、利肝臟、利子宮，具有淨化血液、通經、催情、調節荷爾蒙、改善內分泌的功效，是全方位的補品，能夠刺激細胞再生、軟化皮膚、改善敏感、靜脈曲張、乾燥的肌膚，被視為是神奇的回春護膚聖品。

五行七情對應情緒

⌘ 大馬士革玫瑰精油在五行歸類為火，在易醫七情屬性裡和喜情緒的臟腑對應。

⌘ 次少比例精油成分酯類、苯基酯，對應五行中木的屬性，在易醫七情裡和怒的情緒有關。

⌘ 較少比例精油成分氧化物、醚類，對應五行中土的屬性，在易醫七情裡和思的情緒有關。

⌘ 在特殊化學結構成分的比例下，大馬士革玫瑰能夠釋放長期的壓力，抗憂鬱、安撫焦躁、恐懼、憤怒、哀傷、緊張、失控的情緒，能夠帶來積極正面的能量，是重要的身、心、靈精油。

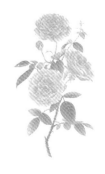

41 橙花 Neroli

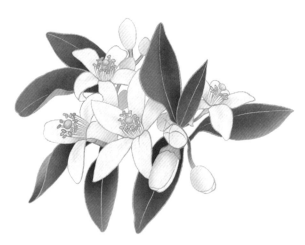

精油名稱　　　　橙花
拉丁學名　　　　Citrus aurantium bigarde
主要產地　　　　摩洛哥、莫三比克
萃取部位　　　　花
精油成分屬性　　單萜醇類
陰陽屬性　　　　陽
五行分類　　　　火
五行臟腑對應　　心、小腸

橙花精油十字座標圖

橙花精油十字座標圖

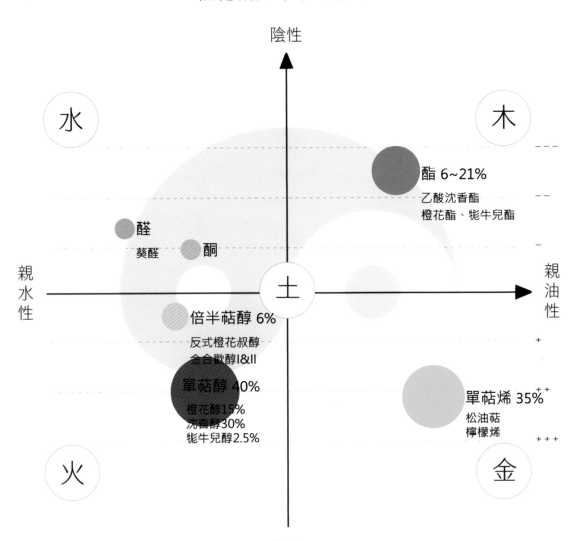

陰性

水　　　　　　　　　　　　木

酯 6~21%
乙酸沈香酯
橙花酯、牻牛兒酯

醛
葵醛　　　酮

親水性　　　　　　　土　　　　　　　親油性

倍半萜醇 6%
反式橙花叔醇
金合歡醇I&II

單萜醇 40%
橙花醇15%
沈香醇30%
牻牛兒醇2.5%

單萜烯 35%
松油萜
檸檬烯

火　　　　　　　　　　　　金

陽性

橙花精油對應表

化學結構對應生理臟腑

⌘ 橙花主要化學結構為單萜醇、倍半萜醇，五行歸類為火，對應臟腑為心、小腸，對此臟腑相關的生理會有幫助，對於心、小腸的各種病症都有直接作用。

⌘ 次少比例的精油成分單萜烯，在五行中屬金，對應臟腑為肺、大腸。

⌘ 較少比例精油成分酯類在五行中屬木，對應臟腑為肝、膽。

⌘ 更少比例精油成分醛類、酮類，在五行中屬水，對應臟腑為腎、膀胱。

五行相生對應生理特性

⌘ 五行中金生水，水生木，木生火，從五行的相生裡，我們就能夠去推斷，對於所對應相關的生理臟腑有幫助，因此從五行的相生中就能夠理解，橙花精油具備在五行中火、金、木、水的五行。

⌘ 相對於主要精油成分單萜醇、倍半萜醇以外的其他化學結構，以五行中屬金的單萜烯，屬木的酯類，屬水的醛類、酮類。在生理的的作用上，具有鎮靜、抗菌、抗病毒、抗痙攣，補身、催情，有益神經、呼吸、消化、內分泌、循環系統。

五行財格對應生理特性

⌘ 五行中火為水的財格，木為金的財格，金為火的財格，在五行裡財格是《易經》卦象中，許多人所追求的。

⌘ 橙花以單萜醇、倍半萜醇為主要成分，精油中單萜烯、酯類、醛類、酮類的比例較少。其不同化學結構比例的協同性，從五行精油的關係裡就更能夠了解，橙花有助眠、改善心悸、改善經前症候群、更年期的問題，能夠幫助細胞再生，調理各種問題肌膚，改善妊娠紋，是孕婦嬰幼兒的溫和精油。

五行七情對應情緒

⌘ 橙花精油在五行歸類為火，在易醫七情屬性裡和喜情緒的臟腑對應。

⌘ 次少比例精油成分單萜烯，對應五行中金的屬性，在易醫七情裡和憂、悲的情緒有關。

⌘ 較少比例精油成分酯類，對應五行中木的屬性，在易醫七情裡和怒的情緒有關。

⌘ 更少比例精油成分醛類、酮類，對應五行中水的屬性，在易醫七情裡和驚、恐的情緒有關。

⌘ 在特殊化學結構的比例下，橙花具有安撫焦慮、憂鬱、憤怒、沮喪、緊張、不安、驚嚇、歇斯底里的情緒，協助回到穩定的身心狀況。

42 茶樹 Tea Tree

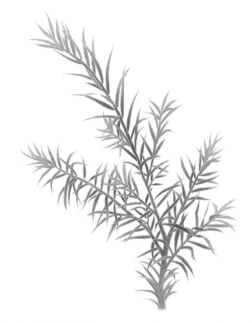

精油名稱	茶樹
拉丁學名	Melaleuca alternifolia
主要產地	澳洲新南威爾斯北部
萃取部位	葉
精油成分屬性	單萜醇類
陰陽屬性	陽
五行分類	火
五行臟腑對應	心、小腸

茶樹精油十字座標圖

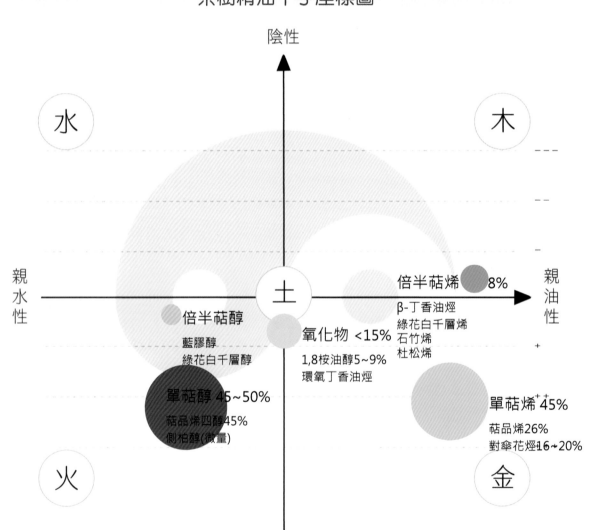

茶樹精油對應表

化學結構對應生理臟腑

⌘ 茶樹主要化學結構為單萜醇、倍半萜醇，五行歸類為火，對應臟腑為心、小腸，對此臟腑相關的生理會有幫助，於心、小腸的各種病症都有直接作用。

⌘ 次少比例精油成分單萜烯，在五行中屬金，對應臟腑為肺、大腸。

⌘ 較少比例精油成分氧化物，在五行中屬土，對應臟腑為脾、胃。

⌘ 更少比例精油成分倍半萜烯，在五行中屬木，對應臟腑為肝、膽。

五行相生對應生理特性

⌘ 五行中火生土，土生金，木生火，從五行的相生裡，我們就能夠去推斷，對於所對應相關的生理臟腑有幫助，因此從五行的相生中就能夠理解，茶樹精油具備在五行中火、金、土、木的五行。

⌘ 相對於主要精油成分單萜醇、倍半萜醇以外的其他化學結構，以五行中屬金的單萜烯，屬土的氧化物，屬木的倍半萜烯，在生理的的作用上，具有抗感染、抗病毒、抗黴菌、抗發炎、補身，有益呼吸、免疫、生殖、泌尿系統。

五行財格對應生理特性

⌘ 五行中金為火的財格，土為木的財格，木為金的財格，在五行裡財格是《易經》卦象中，許多人所追求的。

⌘ 茶樹以單萜醇、倍半萜醇為主要成分，精油中單萜烯、氧化物、倍半萜烯的比例較少。其不同化學結構成分比例的協同性，從五行精油的關係裡就更能夠了解，茶樹是天然抗生素，能夠處理皮膚、生殖、泌尿道及各種身體的感染，是少數能夠活化白血球激勵免疫系統的精油，臨床發現尤其針對抗葡萄球菌、念珠菌、黴菌的感染，被譽為是病後很好的身心調理精油。

五行七情對應情緒

⌘ 茶樹精油在五行歸類為火，在易醫七情屬性裡和喜情緒的臟腑對應。

⌘ 次少比例精油成分單萜烯，對應五行中金的屬性，在易醫七情裡和憂、悲的情緒有關。

⌘ 較少比例精油成分氧化物，對應五行中土的屬性，在易醫七情裡和思的情緒有關。

⌘ 更少比例精油成分倍半萜烯，對應五行中木的屬性，在易醫七情裡和怒的情緒有關。

⌘ 在特殊化學結構成分的比例下，茶樹具有振奮心情、消除恐懼、憤怒、安撫驚嚇、抗憂鬱、抗焦慮、恐慌的情緒，紓解壓力帶來面對現實的勇氣，和強化心靈恢復活力。

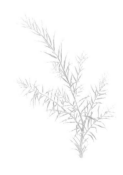

43 甜馬鬱蘭 Sweet Marjoram

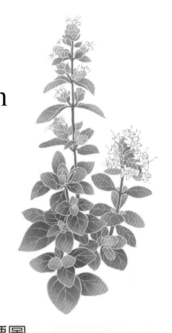

精油名稱	甜馬鬱蘭
拉丁學名	Origanum Majorana
主要產地	法國、埃及
萃取部位	全株藥草
精油成分屬性	單萜醇類
陰陽屬性	陽
五行分類	火
五行臟腑對應	心、小腸

甜馬鬱蘭精油十字座標圖

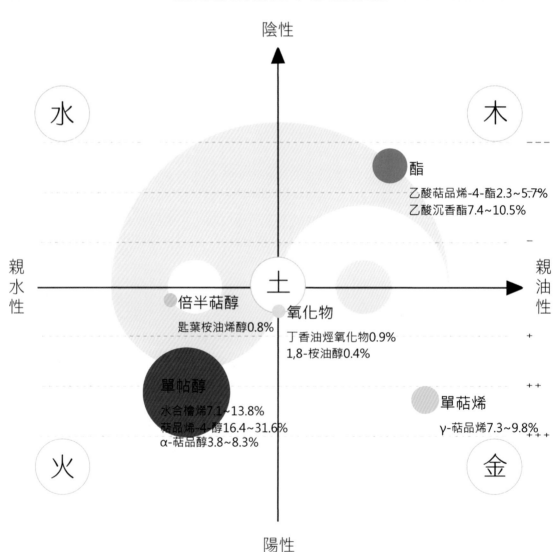

陰性

水　　　　　　　　　　　　　　木

酯
乙酸萜品烯-4-酯2.3~5.7%
乙酸沉香酯7.4~10.5%

親水性　　　　　　　　　　　　　親油性

倍半萜醇　　　　　土
匙葉桉油烯醇0.8%　　氧化物
　　　　　丁香油烴氧化物0.9%
　　　　　1,8-桉油醇0.4%

單帖醇
水合檜烯7.1~13.8%
萜品烯-4-醇16.4~31.6%
α-萜品醇3.8~8.3%

單萜烯
γ-萜品烯7.3~9.8%

火　　　　　　　　　　　　　　金

陽性

甜馬鬱蘭精油對應表

化學結構對應生理臟腑

⌘ 甜馬鬱蘭主要化學結構為單萜醇、倍半萜醇，五行歸類為火，對應臟腑為心、小腸，對此臟腑相關的生理會有幫助，於心、小腸的各種病症都有直接作用。

⌘ 次少比例精油成分酯類，在五行中屬木，對應臟腑為肝、膽。

⌘ 較少比例精油成分單萜烯，在五行中屬金，對應臟腑為肺、大腸。

⌘ 更少比例精油成分氧化物，在五行中屬土，對應臟腑為脾、胃。

五行相生對應生理特性

⌘ 五行中火生土，土生金，木生火，從五行的相生裡，我們就能夠去推斷，對於所對應相關的生理臟腑有幫助，因此從五行的相生中就能夠理解，甜馬鬱蘭精油具備在五行中火、木、金、土的五行。

⌘ 相對於主要精油成分單萜醇、倍半萜醇以外的其他化學結構，以五行中屬木的酯類，屬金的單萜烯，屬土的氧化物，在生理的作用上，具有抗菌、抗病毒、抗痙攣、抗感染、鎮靜、補身，有益神經、消化、呼吸、生殖、肌肉系統。

五行財格對應生理特性

⌘ 五行中土為木的財格，木為金的財格，金為火的財格，在五行裡財格是《易經》卦象中，許多人所追求的。

⌘ 甜馬鬱蘭以單萜醇、倍半萜醇為主要成分，精油中酯類、單萜烯、氧化物的比例較少。其不同化學結構成分比例的協同性，從五行精油的關係裡就更能夠了解，甜馬鬱蘭能夠調節自律神經，助眠、降血壓、促進血循、淨化排毒，針對各種疼痛的改善，是很好的心臟補藥。

五行七情對應情緒

⌘ 甜馬鬱蘭精油在五行歸類為火，在易醫七情屬性裡和喜情緒的臟腑對應。

⌘ 次少比例精油成分酯類，對應五行中木的屬性，在易醫七情裡和怒的情緒有關。

⌘ 較少比例精油成分單萜烯，對應五行中金的屬性，在易醫七情裡和憂、悲的情緒有關。

⌘ 更少量比例精油成分氧化物，對應五行中土的屬性，在易醫七情裡和思的情緒有關。

⌘ 在特殊化學結構成分的比例下，甜馬鬱蘭能夠放鬆神經、舒緩壓力、抗焦慮、抗憂鬱、釋放悲傷、恐懼不安的情緒。

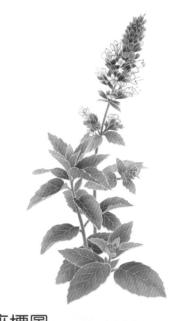

44 胡椒薄荷 Peppermint

精油名稱　　　　胡椒薄荷
拉丁學名　　　　Mentha × piperita
主要產地　　　　美國、以色列、克羅埃西亞
萃取部位　　　　全株藥草
精油成分屬性　　單萜醇類
陰陽屬性　　　　陽
五行分類　　　　火
五行臟腑對應　　心、小腸

胡椒薄荷精油十字座標圖

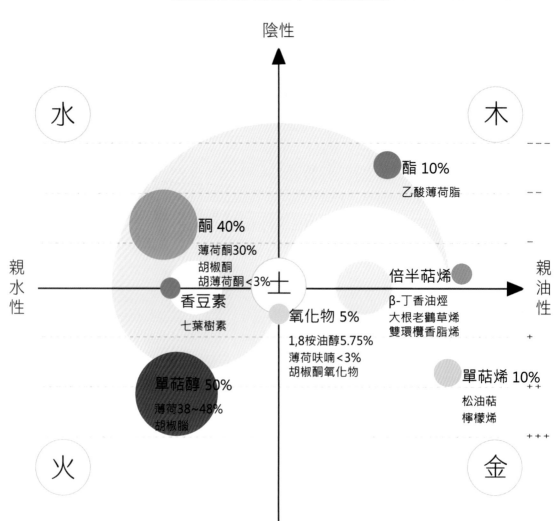

陰性

水　　　　　　　　　　　　　　　　木

酯 10%
乙酸薄荷脂

酮 40%
薄荷酮30%
胡椒酮
胡薄荷酮<3%

倍半萜烯
β-丁香油烴
大根老鸛草烯
雙環欖香脂烯

親水性　　　　　　　　香豆素　　氧化物 5%　　　　　　親油性
七葉樹素
1,8桉油醇5.75%
薄荷呋喃<3%
胡椒酮氧化物

單萜醇 50%
薄荷38~48%
胡椒腦

單萜烯 10%
松油萜
檸檬烯

火　　　　　　　　　　　　　　　　金

陽性

胡椒薄荷精油對應表

化學結構對應生理臟腑

⌘ 胡椒薄荷主要化學結構為單萜醇，五行歸類為火，對應臟腑為心、小腸，對此臟腑相關的生理會有幫助，於心、小腸的各種病症都有直接作用。

⌘ 次少比例精油成分酮類、香豆素，在五行中屬水，對應臟腑為腎、膀胱。

⌘ 較少比例精油成分為酯類、倍半萜烯，在五行中屬木，對應臟腑為肝、膽。

⌘ 更少比例精油成分單萜烯，在五行中屬金，對應臟腑為肺、大腸。

⌘ 很少比例精油化學成分氧化物，在五行中屬土，對應臟腑為脾、胃。

五行相生對應生理特性

⌘ 五行中火生土，土生金，金生水，水生木，木生火，從五行的相生裡，我們就能夠去推斷，對於所對應相關的生理臟腑有幫助，因此從五行的相生中就能夠理解，胡椒薄荷精油具備在五行中火、水、木、金、土完整的五行。

⌘ 相對於主要精油成分單萜醇以外的其他化學結構，以五行中屬水的酮類、香豆素，屬木的酯類、倍半萜烯，屬金的單萜烯，屬土的氧化物，在生理的的作用上，具有抗病毒、抗痙攣、抗發炎、抗感染、祛痰、通經、止痛的功效，有益神經、呼吸、消化、生殖系統。

五行財格對應生理特性

⌘ 五行中火為水的財格，水為土的財格，土為木的財格，木為金的財格，金為火的財格，在五行裡財格是《易經》卦象中，許多人所追求的。

⌘ 胡椒薄荷以單萜醇為主要成分，精油中酮類、香豆素、酯類、倍半萜烯、單萜烯、氧化物的比例較少。其不同化學結構比例的協同性，從五行精油的關係裡就更能夠了解，胡椒薄荷具有利肝膽、脾胃、胰臟，改善頭痛、坐骨神經痛、及各種疼痛的功效，能夠健胃、促進排汗、提升血壓。

五行七情對應情緒

⌘ 胡椒薄荷精油在五行歸類為火，在易醫七情屬性裡和喜情緒的臟腑對應。

⌘ 次少比例精油成分酮類、香豆素，對應五行中水的屬性，在易醫七情裡和驚、恐的情緒有關。

⌘ 較少比例精油成分酯類、倍半萜烯，對應五行中木的屬性，在易醫七情裡和怒的情緒有關。

⌘ 更少比例精油成分單萜烯，對應五行中金的屬性，在易醫七情裡和憂、悲的情緒有關。

⌘ 很少比例精油成分氧化物，對應五行中土的屬性，在易醫七情裡和思的情緒有關。

⌘ 在特殊化學結構的比例下，胡椒薄荷能夠安撫情緒、提振精神、改善焦慮、憤怒、恐懼、歇斯底里的情緒，協助身心靜定。

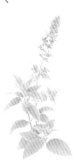

45 甜羅勒 Sweet Basil

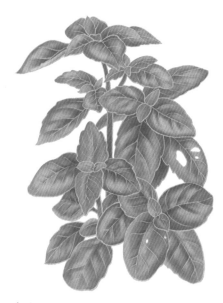

精油名稱　　　甜羅勒
拉丁學名　　　Ocimum basilicum
主要產地　　　地中海、法國、義大利
萃取部位　　　全株藥草
精油成分屬性　單萜醇類
陰陽屬性　　　陽
五行分類　　　火
五行臟腑對應　心、小腸

甜羅勒精油十字座標圖

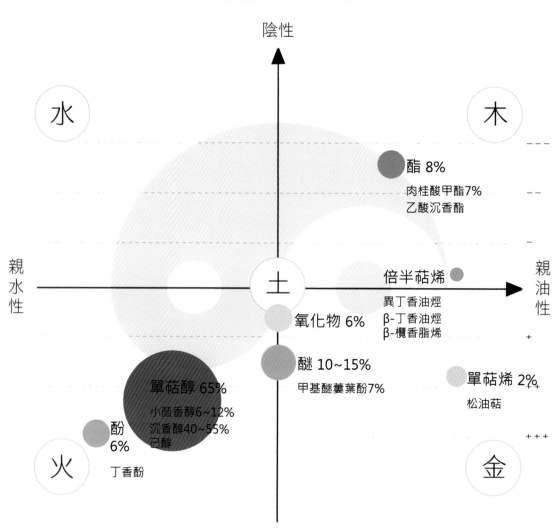

陰性

水　　　　　　　　　　　　　　　木

酯 8%
肉桂酸甲酯7%
乙酸沉香酯

親水性　　　　　　土　　　　倍半萜烯　　　親油性
　　　　　　　　　　　　　　　異丁香油烴
　　　　　　　　氧化物 6%　　β-丁香油烴
　　　　　　　　　　　　　　　β-欖香脂烯
　　　　　　　醚 10~15%
單萜醇 65%　　甲基醚蔞葉酚7%
小茴香醇6~12%　　　　　　單萜烯 2%
沉香醇40~55%　　　　　　松油萜
己醇
酚 6%
火　　　　　　　　　　　　　　　金
丁香酚

陽性

甜羅勒精油對應表

化學結構對應生理臟腑

⌘ 甜羅勒主要化學結構為單萜醇、酚類，五行歸類為火，對應臟腑為心、小腸，對此臟腑相關的生理會有幫助，於心、小腸的各種病症都有直接作用。

⌘ 次少比例精油成分醚類、氧化物，在五行中屬土，對應臟腑為脾、胃。

⌘ 較少比例精油成分酯類、倍半萜烯，在五行中屬木，對應臟腑為肝、膽。

⌘ 更少比例精油成分單萜烯，在五行中屬金，對應臟腑為肺、大腸。

五行相生對應生理特性

⌘ 五行中火生土，土生金，木生火，從五行的相生裡，我們就能夠去推斷，對於所對應相關的生理臟腑有幫助，因此從五行的相生中就能夠理解，甜羅勒精油具備在五行中火、土、木、金的五行。

⌘ 相對於主要精油成分單萜醇、酚類以外的其他化學結構，以五行中屬土的醚類、氧化物，屬木的酯類、倍半萜烯，屬金的單萜烯，在生理的作用上，具有抗菌、抗痙攣、利腦、通經、助消化、激勵、補身，有益神經、呼吸、消化、內分泌、肌肉系統。

五行財格對應生理特性

⌘ 五行中土為木的財格，木為金的財格，金為火的財格，在五行裡財格是《易經》卦象中，許多人所追求的。

⌘ 甜羅勒以單萜醇、酚類為主要成分，精油中醚類、氧化物、酯類、倍半萜烯、單萜烯的比例較少。其不同化學結構成分比例的協同性，從五行精油的關係裡就更能夠了解，甜羅勒能夠調節腎上腺皮質荷爾蒙、釋放壓力、抗敏感、助孕、有效改善經期、消化道問題。

五行七情對應情緒

⌘ 甜羅勒精油在五行歸類為火，在易醫七情屬性裡和喜情緒的臟腑對應。

⌘ 次少比例精油成分醚類、氧化物，對應五行中土的屬性，在易醫七情裡和思的情緒有關。

⌘ 較少比例精油成分酯類、倍半萜烯，對應五行中木的屬性，在易醫七情裡和怒的情緒有關。

⌘ 更少比例精油成分單萜烯，對應五行中金的屬性，在易醫七情裡和憂、悲的情緒有關。

⌘ 在特殊化學結構成分的比例下，甜羅勒能夠提振精神、改善壓力、焦躁不安，抗憂鬱、沮喪、焦慮、神經緊張，處理各種神經耗弱的狀況。

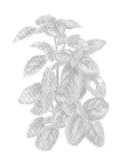

46 中國肉桂 Cassia

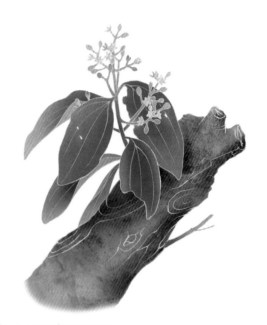

精油名稱　　　　中國肉桂
拉丁學名　　　　Cinnamomum cassia
主要產地　　　　中國
萃取部位　　　　樹皮
精油成分屬性　　酚類
陰陽屬性　　　　陰
五行分類　　　　火
五行臟腑對應　　心、小腸

中國肉桂精油十字座標圖

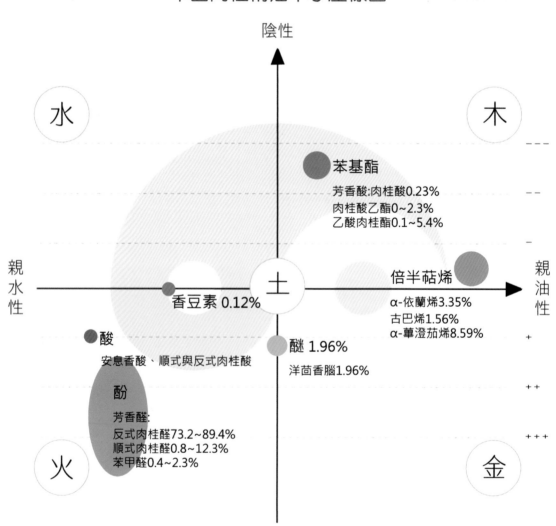

陰性

水　　　　　　　　　　　　　　木

苯基酯
芳香酸:肉桂酸0.23%
肉桂酸乙酯0~2.3%
乙酸肉桂酯0.1~5.4%

親水性　　香豆素 0.12%　　土　　　倍半萜烯　　親油性
α-依蘭烯3.35%
古巴烯1.56%
α-蓽澄茄烯8.59%

酸
安息香酸、順式與反式肉桂酸

醚 1.96%
洋茴香腦1.96%

酚
芳香醛:
反式肉桂醛73.2~89.4%
順式肉桂醛0.8~12.3%
苯甲醛0.4~2.3%

火　　　　　　　　　　　　　　金

陽性

中國肉桂精油對應表

化學結構對應生理臟腑

⌘ 中國肉桂主要化學結構為酚類、酸類，五行歸類為火，對應臟腑為心、小腸，對此臟腑相關的生理會有幫助，於心、小腸的各種病症都有直接作用。

⌘ 次少比例精油成分苯基酯、倍半萜烯，在五行中屬木，對應臟腑為肝、膽。

⌘ 較少比例精油成分醚類，在五行中屬土，對應臟腑為脾、胃。

⌘ 更少比例精油成分為香豆素，在五行中屬水，對應臟腑為腎、膀胱。

五行相生對應生理特性

⌘ 五行中火生土，水生木，木生火，從五行的相生裡，我們就能夠去推斷，對於所對應相關的生理臟腑有幫助，因此從五行的相生中就能夠理解，中國肉桂精油具備在五行中火、木、土、水的五行。

⌘ 相對於主要精油成分酚類、酸類以外的其他化學結構，以五行中屬木的苯基酯、倍半萜烯，屬土的醚類，屬水的香豆素，在生理的的作用上，具有抗菌、抗痙攣、抗病毒、抗感染、抗發炎、激勵、通經，有益呼吸、消化、生殖、肌肉系統。

五行財格對應生理特性

⌘ 五行中火為水的財格，水為土的財格，土為木的財格，在五行裡財格是《易經》卦象中，許多人所追求的。

⌘ 中國肉桂以酚類、酸類為主要成分，精油中苯基酯、倍半萜烯、醚類、香豆素的比例較少。其不同化學結構比例的協同性，從五行精油的關係裡就更能夠了解，中國肉桂在臨床發現能夠提升免疫功能，抗凝血、促進血循，有效的抗糖尿病、大腸桿菌，是重要的腸胃道精油。

五行七情對應情緒

⌘ 中國肉桂精油在五行歸類為火，在易醫七情屬性裡和喜情緒的臟腑對應。

⌘ 次少比例精油成分為苯基酯、倍半萜烯，對應五行中木的屬性，在易醫七情裡和怒的情緒有關。

⌘ 較少比例精油成分醚類，對應五行中土的屬性，在易醫七情裡和思的情緒有關。

⌘ 更少比例精油成分為香豆素，對應五行中水的屬性，在易醫七情裡和驚、恐的情緒有關。

⌘ 在特殊化學結構的比例下，中國肉桂能夠提振精神，改善疲憊、抗沮喪、抗憂鬱、平穩情緒。

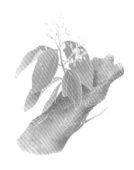

47 丁香 Colve

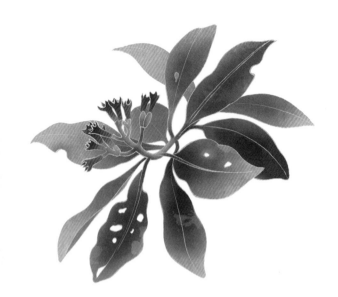

精油名稱　　　丁香
拉丁學名　　　Eugenia caryophyllus
主要產地　　　馬達加斯、印尼
萃取部位　　　花苞
精油成分屬性　酚類
陰陽屬性　　　陽
五行分類　　　火
五行臟腑對應　心、小腸

丁香精油十字座標圖

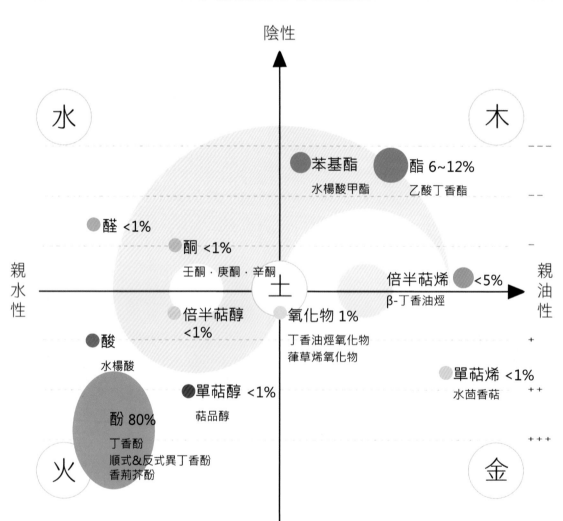

陰性

水　　　　　　　　　　　　　　　木

苯基酯　　酯 6~12%
水楊酸甲酯　　乙酸丁香酯

醛 <1%

酮 <1%
王酮・庚酮・辛酮

倍半萜烯 <5%
β-丁香油烴

親水性

倍半萜醇 <1%

氧化物 1%
丁香油烴氧化物
蓽草烯氧化物

親油性

酸
水楊酸

單萜烯 <1%
水茴香萜

單萜醇 <1%
萜品醇

酚 80%
丁香酚
順式&反式異丁香酚
香荊芥酚

火　　　　　　　　　　　　　　　金

陽性

丁香精油對應表

化學結構對應生理臟腑

⌘ 丁香主要化學結構為酚類、單萜醇、倍半萜醇、酸類，五行歸類為火，對應臟腑為心、小腸，對此臟腑相關的生理會有幫助，於心、小腸的各種病症都有直接作用。

⌘ 次少比例精油成分酯類、苯基酯、倍半萜烯，在五行中屬木，對應臟腑為肝、膽。

⌘ 較少比例精油成分為醛類、酮類，在五行中屬水，對應臟腑為腎、膀胱。

⌘ 更少比例精油成分單萜烯，在五行中屬金，對應臟腑為肺、大腸。

⌘ 很少比例精油成分氧化物，在五行中屬土，對應臟腑為脾、胃。

五行相生對應生理特性

⌘ 五行中火生土，土生金，金生水，水生木，木生火，從五行的相生裡，我們就能夠去推斷，對於所對應相關的生理臟腑有幫助，因此從五行的相生中就能夠理解，丁香精油具備在五行中火、木、水、金、土的完整五行。

⌘ 相對於主要精油成分酚類、單萜醇、倍半萜醇、酸類以外的其他化學結構，以五行中屬木的酯類、苯基酯、倍半萜烯，屬水的醛類、酮類，屬金的單萜烯，屬土的氧化物，在生理的作用上，具有止痛、抗痙攣、強力抗菌、抗黴菌、抗發炎、抗感染、助產、激勵，有益呼吸、消化、免疫、生殖系統。

五行財格對應生理特性

⌘ 五行中火為水的財格，水為土的財格，土為木的財格，木為金的財格，金為火的財格，在五行裡財格是《易經》卦象中，許多人所追求的。

⌘ 丁香以酚類、單萜醇、倍半萜醇、酸類為主要成分，精油中酯類、苯基酯、倍半萜烯、醛類、酮類、單萜烯、氧化物的比例較少。其不同化學結構比例的協同性，從五行精油的關係裡就更能夠了解，丁香具有提升血壓、促進血循、利子宮，調整甲狀腺機能，激勵免疫系統、改善帶狀皰疹，是一種強勁的抗菌精油。

五行七情對應情緒

⌘ 丁香精油在五行歸類為火，在易醫七情屬性裡和喜情緒的臟腑對應。

⌘ 次少比例精油成分酯類、苯基酯、倍半萜烯，對應五行中木的屬性，在易醫七情裡和怒的情緒有關。

⌘ 較少量比例精油成分醛類、酮類，對應五行中水的屬性，在易醫七情裡和驚、恐的情緒有關。

⌘ 更少比例精油成分單萜烯，對應五行中金的屬性，在易醫七情裡和憂、悲的情緒有關。

⌘ 很少比例精油成分氧化物，對應五行中土的屬性，在易醫七情裡和思的情緒有關。

⌘ 在特殊化學結構的比例下，丁香能夠激勵神經、振奮情緒，改善疲勞、釋放壓力、恐懼、不安、沮喪的情緒，為心靈帶來正面的能量，是很好的身心全方位精油。

48 檀香 Sandalwood

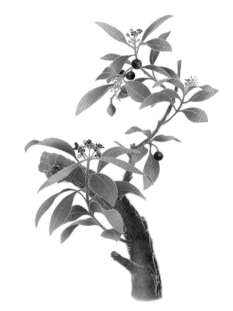

精油名稱	檀香
拉丁學名	Santalum album
主要產地	印度、澳洲
萃取部位	木質
精油成分屬性	單萜烯類倍半萜醇類
陰陽屬性	陽
五行分類	火
五行臟腑對應	心、小腸

檀香精油十字座標圖

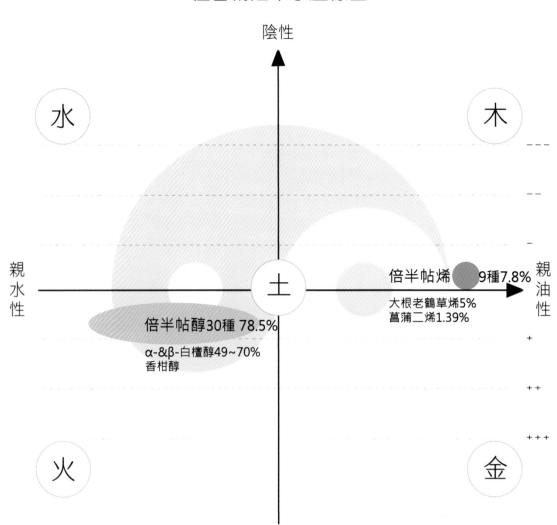

檀香精油十字座標圖

倍半帖烯 9種7.8%

大根老鶴草烯5%
菖蒲二烯1.39%

倍半帖醇30種 78.5%

α-&β-白檀醇49~70%
香柑醇

檀香精油對應表

化學結構對應生理臟腑

※ 檀香主要化學結構為倍半單萜醇,五行歸類為火,對應臟腑為心、小腸,對此臟腑相關的生理會有幫助,於心、小腸的各種病症都有直接作用。

※ 次少比例精油成分倍半萜烯,在五行中屬木,對應臟腑為肝、膽。

五行相生對應生理特性

※ 五行中木生火,從五行的相生裡,我們就能夠去推斷,對於所對應相關的生理臟腑有幫助,因此從五行的相生中就能夠理解,檀香精油具備在五行中火、木的五行。

※ 相對於主要精油成分倍半萜醇以外的其他化學結構,以屬木的倍半萜烯,在生理的的作用上,具有鎮靜、抗菌、抗痙攣、抗感染、補身,有益神經、呼吸、免疫、生殖、泌尿系統。

五行財格對應生理特性

※ 五行中財格是《易經》卦象中,許多人所追求的。

※ 檀香以倍半萜醇為主要成分,精油中倍半萜烯的比例較少。其不同化學結構比例的協同性,從五行精油的關係裡就更能夠了解,檀香能夠助眠、激勵免疫,有效改善黏膜發炎、呼吸道、泌尿道感染、靜脈曲張,促進淋巴、血液循環,具有保濕、柔軟皮膚的作用,有很好的護膚功效。

五行七情對應情緒

※ 檀香精油在五行歸類為火,在易醫七情屬性裡和喜情緒的臟腑對應。

※ 次少比例精油成分倍半萜烯,對應五行中木的屬性,在易醫七情裡和怒的情緒有關。

※ 在特殊化學結構的比例下,檀香能夠安撫神經和緊張不安的情緒,抗焦慮、沮喪、憂鬱、釋放恐懼,帶來身、心、靈的安定。

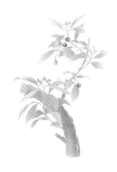

49 胡蘿蔔籽 Carrot

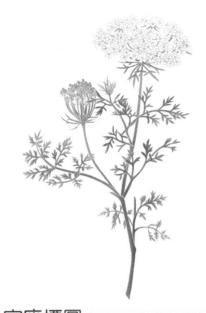

精油名稱	胡蘿蔔籽
拉丁學名	Daucus carota
主要產地	法國
萃取部位	種子
精油成分屬性	單萜烯類倍半萜醇類
陰陽屬性	陽
五行分類	火
五行臟腑對應	心、小腸

胡蘿蔔籽精油十字座標圖

胡蘿蔔籽精油十字座標圖

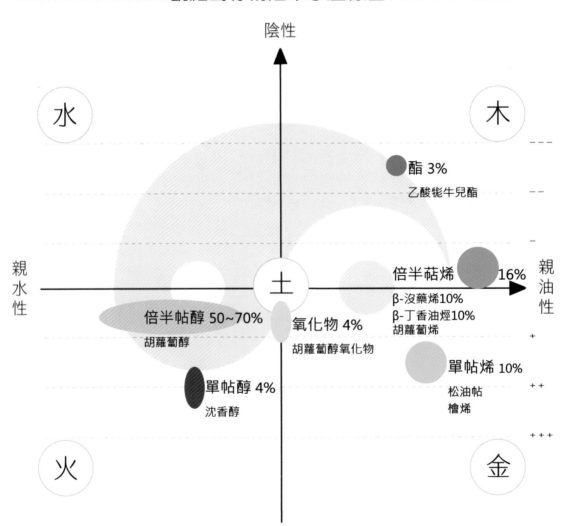

陰性

水　　　　　　　　　　　木

酯 3%
乙酸牻牛兒酯

倍半萜烯 16%
β-沒藥烯10%
β-丁香油烴10%
胡蘿蔔烯

親水性　　　　　土　　　　　親油性

倍半帖醇 50~70%
胡蘿蔔醇

氧化物 4%
胡蘿蔔醇氧化物

單帖烯 10%
松油帖
檜烯

單帖醇 4%
沈香醇

火　　　　　　　　　　　金

陽性

胡蘿蔔籽精油對應表

化學結構對應生理臟腑

⌘ 胡蘿蔔籽主要化學結構為倍半萜醇、單萜醇，五行歸類為火，對應臟腑為心、小腸，對此臟腑相關的生理會有幫助，於心、小腸的各種病症都有直接作用。

⌘ 次少比例精油成分倍半萜烯、酯類，在五行中屬木，對應臟腑為肝、膽。

⌘ 較少比例精油成分為單萜烯，在五行中屬金，對應臟腑為肺、大腸。

⌘ 更少比例精油成分氧化物，在五行中屬土，對應臟腑為脾、胃。

五行相生對應生理特性

⌘ 五行中火生土，土生金，木生火，從五行的相生裡，我們就能夠去推斷，對於所對應相關的生理臟腑有幫助，因此從五行的相生中就能夠理解，胡蘿蔔籽精油具備在五行中火、木、金、土的五行。

⌘ 相對於主要精油成分倍半萜醇、單萜醇以外的其他化學結構，以五行中屬木的倍半萜烯、酯類，屬金的單萜烯，屬土的氧化物，在生理的的作用上，具有抗菌、排毒、清血、激勵、補身，有益神經、呼吸、消化、生殖、泌尿、皮膚系統。

五行財格對應生理特性

⌘ 五行中木為金的財格，金為火的財格，土為木的財格，在五行裡財格是《易經》卦象中，許多人所追求的。

⌘ 胡蘿蔔籽以倍半萜醇、單萜醇為主要成分，精油中倍半萜烯、酯類、單萜烯、氧化物的比例較少。其不同化學結構比例的協同性，從五行精油的關係裡就更能夠了解，胡蘿蔔籽能夠調整肝腎機能、促進淋巴、靜脈循環，再生紅血球、改善貧血，幫助細胞再生、處理各種皮膚問題，是很好的身體淨化精油。

五行七情對應情緒

⌘ 胡蘿蔔籽精油在五行歸類為火，在易醫七情屬性裡和喜情緒的臟腑對應。

⌘ 次少比例精油成分為倍半萜烯、酯類，對應五行中木的屬性，在易醫七情裡和怒的情緒有關。

⌘ 較少量比例精油化學結單萜烯，對應五行中金的屬性，在易醫七情裡和憂、悲的情緒有關。

⌘ 更少比例精油成分氧化物對應五行中土的屬性，在易醫七情裡和思的情緒有關。

⌘ 在特殊化學結構的比例下，胡蘿蔔籽能夠紓解壓力，改善疲勞、心神不寧、神經緊張、神經質、情緒不穩定，抗憂鬱、沮喪、淨化心靈。

50 岩蘭草 Vetiver

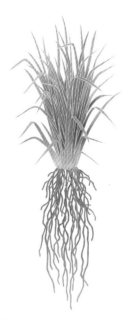

精油名稱　　　岩蘭草
拉丁學名　　　Vetiveria zizanoides
主要產地　　　南印度、印尼與斯里蘭卡
萃取部位　　　根部
精油成分屬性　倍半萜醇類
陰陽屬性　　　陽
五行分類　　　火
五行臟腑對應　心、小腸

岩蘭草精油十字座標圖

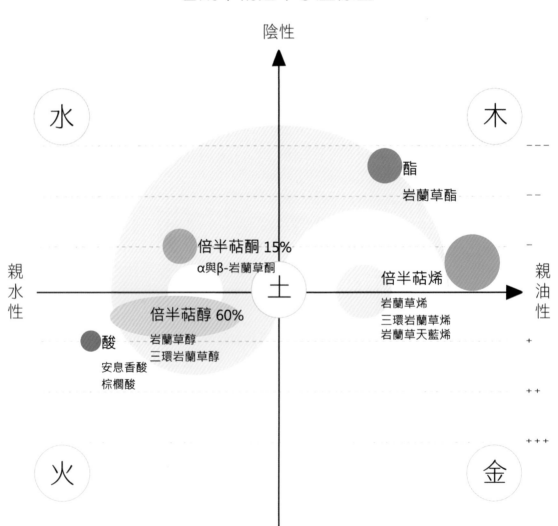

岩蘭草精油對應表

化學結構對應生理臟腑

⌘ 岩蘭草主要化學結構為倍半萜醇、酸類，五行歸類為火，對應臟腑為心、小腸，對此臟腑相關的生理會有幫助，於心、小腸的各種病症都有直接作用。

⌘ 次少比例精油成分倍半萜烯、酯類，在五行中屬木，對應臟腑為肝、膽。

⌘ 較少比例精油成分為倍半萜酮，在五行中屬水，對應臟腑為腎、膀胱。

五行相生對應生理特性

⌘ 五行中水生木，木生火，從五行的相生裡，我們就能夠去推斷，對於所對應相關的生理臟腑有幫助，因此從五行的相生中就能夠理解，岩蘭草精油具備在五行中火、木、水的五行。

⌘ 相對於主要精油成分倍半萜醇、酸類以外的其他化學結構，以五行中屬木的倍半萜烯、酯類，屬水的倍半萜酮，在生理的的作用上，具有鎮靜、抗菌、抗痙攣、利尿、通經、補身，有益神經、免疫、皮膚、消化、生殖、內分泌系統。

五行財格對應生理特性

⌘ 五行中火為水的財格，在五行裡財格是《易經》卦象中，許多人所追求的。

⌘ 岩蘭草以倍半萜醇、酸類為主要成分，精油中倍半萜烯、酯類、倍半萜酮類的比例較少。其不同化學結構比例的協同性，從五行精油的關係裡就更能夠了解，岩蘭草能夠再生紅血球、促進血循、改善貧血、強化氣場，刺激淋巴、腺體，激勵免疫系統，有益風濕、關節炎。

五行七情對應情緒

⌘ 岩蘭草精油在五行歸類為火，在易醫七情屬性裡和喜情緒的臟腑對應。

⌘ 次少比例精油成分倍半萜烯、酯類，對應五行中木的屬性，在易醫七情裡和怒的情緒有關。

⌘ 較少量比例精油成分倍半萜酮，對應五行中水的屬性，在易醫七情裡和驚、恐的情緒有關。

⌘ 在特殊化學結構的比例下，岩蘭草能夠穩定神經，鎮靜情緒、抗壓力、抗焦慮、釋放恐懼、緊張不安的情緒，是很好的身、心、靈精油。

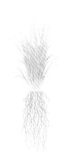

51 廣藿香 Patchouli

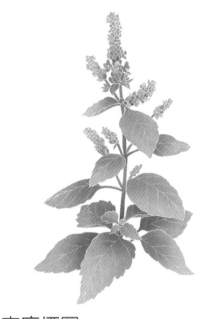

精油名稱	廣霍香
拉丁學名	Pogostemon Cablin
主要產地	印度
萃取部位	全株藥草
精油成分屬性	倍半萜醇類
陰陽屬性	陽
五行分類	火
五行臟腑對應	心、小腸

廣霍香精油十字座標圖

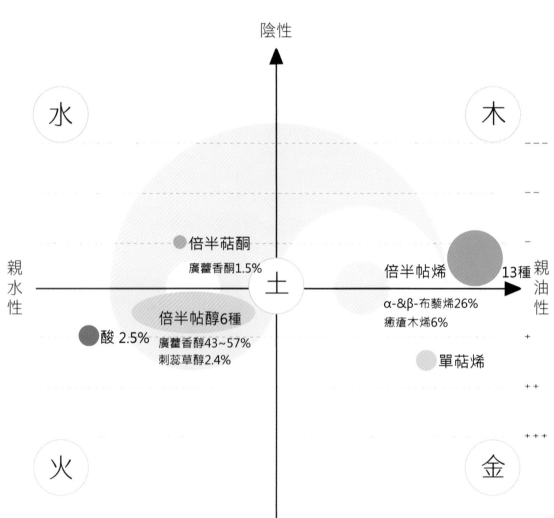

廣藿香精油十字座標圖

廣霍香精油對應表

化學結構對應生理臟腑

⌘ 廣藿香主要化學結構為倍半萜醇、酸類，五行歸類為火，對應臟腑為心、小腸，對此臟腑相關的生理會有幫助，於心、小腸的各種病症都有直接作用。

⌘ 次少比例精油成分倍半萜烯，在五行中屬木，對應臟腑為肝、膽。

⌘ 較少比例精油成分為單萜烯，在五行中屬金，對應臟腑為肺、大腸。

⌘ 更少比例精油成分為倍半萜酮，在五行中屬水，對應臟腑為腎、膀胱。

五行相生對應生理特性

⌘ 五行中金生水，水生木，木生火，從五行的相生裡，我們就能夠去推斷，對於所對應相關的生理臟腑有幫助，因此從五行的相生中就能夠理解，廣藿香精油具備在五行中火、木、金、水的五行。

⌘ 相對於主要精油成分倍半萜醇、酸類以外的其他化學結構，以五行中屬木的倍半萜烯，屬金的單萜烯，屬水的倍半萜酮，在生理的的作用上，具有抗菌、抗發炎、抗黴菌、抗感染、利尿、激勵、補身，有益神經、消化、循環系統。

五行財格對應生理特性

⌘ 五行中火為水的財格，木為金的財格，金為火的財格，在五行裡財格是《易經》卦象中，許多人所追求的。

⌘ 廣藿香以倍半萜醇、酸類為主要成分，精油中倍半萜烯、單萜烯、倍半萜酮的比例較少。其不同化學結構比例的協同性，從五行精油的關係裡就更能夠了解，廣藿香具有強化中樞神經系統、利腦、助消化，改善靜脈曲張、水腫、痔瘡的狀況，能夠促進細胞再生、傷口癒合、淡化疤痕，是很好的護膚精油。

五行七情對應情緒

⌘ 廣藿香精油在五行歸類為火，在易醫七情屬性裡和喜情緒的臟腑對應。

⌘ 次少比例精油成分倍半萜烯，對應五行中木的屬性，在易醫七情裡和怒的情緒有關。

⌘ 較少量比例精油成分單萜烯，對應五行中金的屬性，在易醫七情裡和憂、悲的情緒有關。

⌘ 更少比例精油成分倍半萜酮，對應五行中水的屬性，在易醫七情裡和驚、恐的情緒有關。

⌘ 在特殊化學結構的比例下，廣藿香能夠紓解壓力、改善疲勞，抗憂鬱、焦慮、緊張不安、抗沮喪，帶來身心的平衡。

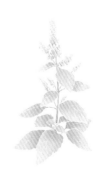

土火金

熱帶羅勒／茴香

土

澳洲尤加利／綠花白千層／香桃木

羅文沙葉／高地牛膝草

桉油醇迷迭香／荳蔻

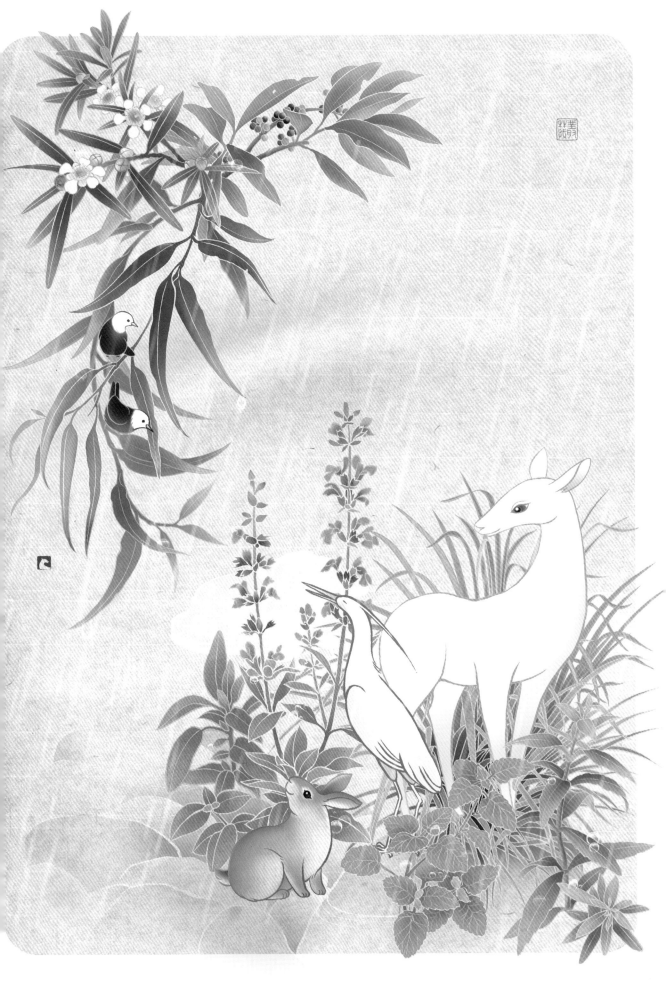

52 熱帶羅勒 Tropical basil

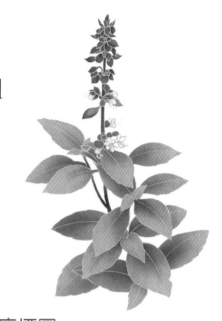

精油名稱	熱帶羅勒
拉丁學名	Ocimum basilicum
主要產地	科摩羅島、亞洲
萃取部位	全株藥草
精油成分屬性	醚類
陰陽屬性	陽
五行分類	土、火、金
五行臟腑對應	脾、胃、心、小腸、肺、大腸

熱帶羅勒精油十字座標圖

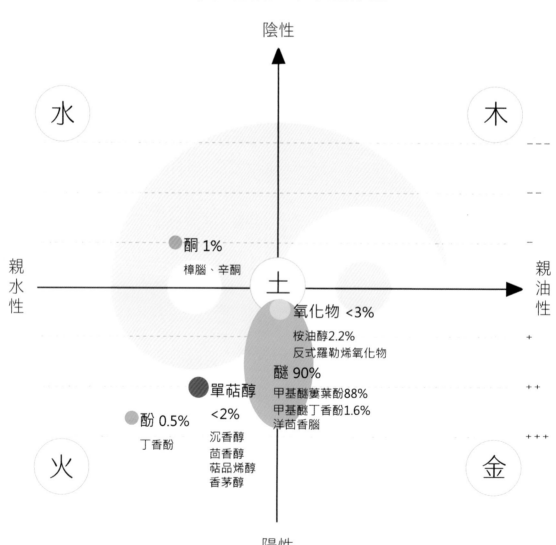

陰性

水　　　　　木

親水性　　　　　　親油性

酮 1%
樟腦、辛酮

土

氧化物 <3%
桉油醇2.2%
反式羅勒烯氧化物

醚 90%
甲基醚蔞葉酚88%
甲基醚丁香酚1.6%
洋茴香腦

單萜醇
<2%
沉香醇
茴香醇
萜品烯醇
香茅醇

酚 0.5%
丁香酚

火　　　　　金

＋
＋＋
＋＋＋

陽性

熱帶羅勒精油對應表

化學結構對應生理臟腑

❋ 熱帶羅勒主要化學結構為醚類、氧化物、單萜醇、酚類，五行歸類為土、火、金，對應臟腑為脾、胃、心、小腸、肺、大腸，對此臟腑相關的生理會有幫助，於脾、胃、心、小腸、肺、大腸的各種病症都有直接作用。

❋ 次少比例精油成分單帖酮，在五行中屬水，對應臟腑為腎、膀胱。

五行相生對應生理特性

❋ 五行中火生土，土生金，金生水，從五行的相生裡，我們就能夠去推斷，對於所對應相關的生理臟腑有幫助，因此從五行的相生中就能夠理解，熱帶羅勒精油具備在五行中土、火、金、水的五行。

❋ 相對於主要精油成分醚類、氧化物、單萜醇、酚類以外的其他化學結構，以五行中屬水的單帖酮，在生理的作用上，具有抗感染、抗痙攣、抗病毒、利神經、止痛、助消化，有益神經、呼吸、消化、循環系統。

五行財格對應生理特性

❋ 五行中火為水的財格，水為土的財格，在五行裡財格是《易經》卦象中，許多人所追求的。

❋ 熱帶羅勒以醚類、氧化物、單萜醇、酚類為主要成分，精油中單帖酮的比例較少。其不同化學結構成分比例的協同性，從五行精油的關係裡就更能夠了解，熱帶羅勒具有強力抗病毒、抗菌、抗感染的特性，尤其針對 A 型、B 型肝炎、腸胃道、泌尿道的感染，也能夠改善循環方面問題，尤其是靜脈曲張、循環不良等症狀。

五行七情對應情緒

❋ 熱帶羅勒精油在五行歸類為土、火、金，在易醫七情屬性裡和思、喜、憂、悲情緒的臟腑對應。

❋ 次少比例精油成分單帖酮，對應五行中水的屬性，在易醫七情裡和驚、恐的情緒有關。

❋ 在特殊化學結構成分的比例下，熱帶羅勒能夠舒緩壓力、穩定情緒、改善疲勞，抗焦慮、沮喪。

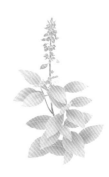

53 茴香 Sweet Fennel

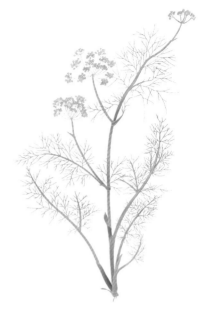

精油名稱　　　茴香
拉丁學名　　　Foeniculum vulgare
主要產地　　　法國、克羅埃西亞
萃取部位　　　種子
精油成分屬性　醚類
陰陽屬性　　　陽
五行分類　　　土、火、金
五行臟腑對應　脾、胃、心、小腸、肺、大腸

茴香精油十字座標圖

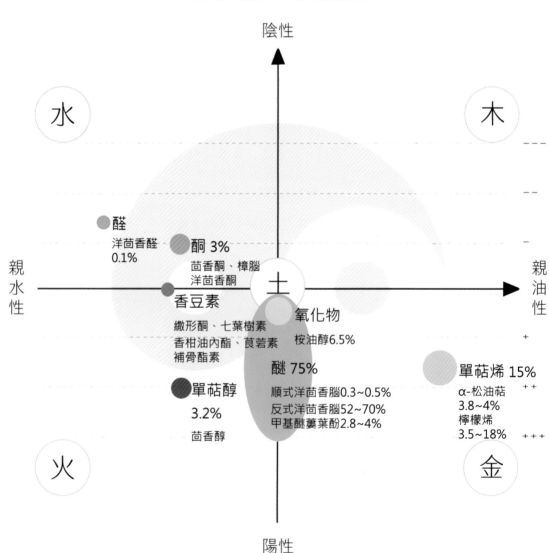

茴香精油對應表

化學結構對應生理臟腑

⌘ 茴香主要化學結構為醚類、氧化物、單萜醇、單萜烯，五行歸類為土、火、金，對應臟腑為脾、胃、心、小腸、肺、大腸，對此臟腑相關的生理會有幫助，於脾、胃、心、小腸、肺、大腸的各種病症都有直接作用。

⌘ 次少比例精油成分為酮類、醛類、香豆素，在五行中屬水，對應臟腑為腎、膀胱。

五行相生對應生理特性

⌘ 五行中土生金，金生水，火生土，從五行的相生裡，我們就能夠去推斷，對於所對應相關的生理臟腑有幫助，因此從五行的相生中就能夠理解，茴香精油具備在五行中土、火、金、水的五行。

⌘ 相對於主要精油成分醚類、氧化物、單萜醇、單萜烯以外的其他化學結構，以五行中屬水的酮類、醛類、香豆素，在生理的的作用上，具有抗菌、抗痙攣、抗發炎、利尿、通經、激勵、補身，有益神經、呼吸、消化、生殖、內分泌、循環系統。

五行財格對應生理特性

⌘ 五行中火為水的財格，金為火的財格，水為土的財格，在五行裡財格是《易經》卦象中，許多人所追求的。

⌘ 茴香以醚類、氧化物、單萜醇、單萜烯為主要成分，精油中酮類、醛類、香豆素的比例較少。其不同化學結構比例的協同性，從五行精油的關係裡就更能夠了解，茴香有類雌激素成分，能夠調節荷爾蒙，改善更年期、經前症候群的症狀，幫助水腫、淋巴代謝、促進循環，利脾胃，祛脹氣，是著名的消化系統補藥。

五行七情對應情緒

⌘ 茴香精油在五行歸類為土、火、金，在易醫七情屬性裡和思、喜、憂、悲情緒的臟腑對應。

⌘ 次少比例精油成分酮類、醛類、香豆素，對應五行中水的屬性，在易醫七情裡和驚、恐的情緒有關。

⌘ 在特殊化學結構的比例下，茴香能夠鎮定神經、提振情緒，改善焦慮、釋放恐懼，給予身心支持的力量。

54 澳洲尤加利 Eucalyptus radiate

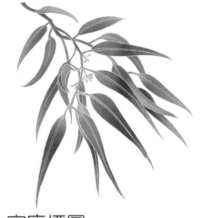

精油名稱　　　澳洲尤加利
拉丁學名　　　Eucalyptus radiate
主要產地　　　澳洲
萃取部位　　　葉
精油成分屬性　氧化物類
陰陽屬性　　　陽
五行分類　　　土
五行臟腑對應　脾、胃

澳洲尤加利精油十字座標圖

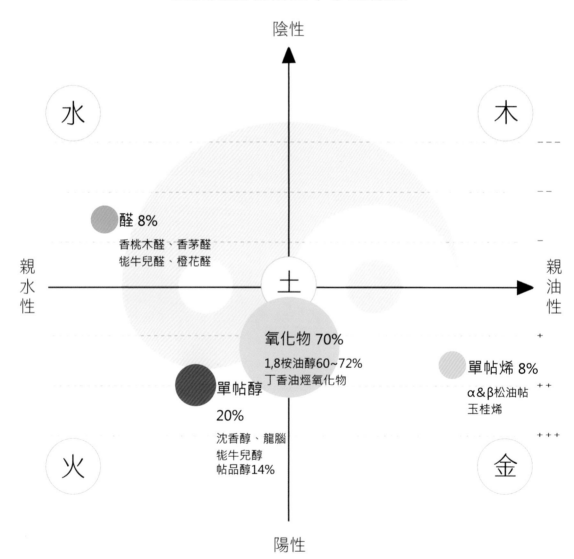

陰性

水　　　　　　　　　　　　　木

醛 8%
香桃木醛、香茅醛
牻牛兒醛、橙花醛

親水性　　　　　　土　　　　　　親油性

氧化物 70%

1,8桉油醇60~72%
丁香油烴氧化物

單帖烯 8%

α&β松油帖
玉桂烯

單帖醇

20%

沈香醇、龍腦
牻牛兒醇
帖品醇14%

火　　　　　　　　　　　　　金

陽性

澳洲尤加利精油對應表

化學結構對應生理臟腑

⌘ 澳洲尤加利主要化學結構為氧化物，五行歸類為土，對應臟腑為脾、胃，對此臟腑相關的生理會有幫助，於脾、胃的各種病症都有直接作用。

⌘ 次少比例的精油成分單萜醇，在五行中屬火，對應臟腑為心、小腸。

⌘ 較少比例精油成分單萜烯，在五行中屬金，對應臟腑為肺、大腸。

⌘ 更少比例精油成分為醛類，在五行中屬水，對應臟腑為腎、膀胱。

五行相生對應生理特性

⌘ 五行中土生金，金生水，火生土，從五行的相生裡，我們就能夠去推斷，對於所對應相關的生理臟腑有幫助，因此從五行的相生中就能夠理解，澳洲尤加利精油具備在五行中土、火、金、水的五行。

⌘ 相對於主要精油成分氧化物以外的其他化學結構，以五行中屬火的單萜醇，屬金的單萜烯，屬水的醛類，在生理的的作用上，具有抗菌、抗痙攣、抗病毒、抗發炎、抗感染、祛痰、利尿，有益神經、呼吸、循環、肌肉、生殖、泌尿系統。

五行財格對應生理特性

⌘ 五行中金為火的財格，火為水的財格，水為土的財格，在五行裡財格是《易經》卦象中，許多人所追求的。

⌘ 澳洲尤加利以氧化物為主要成分，精油中單萜醇、單萜烯、醛類的比例較少。其不同化學結構比例的協同性，從五行精油的關係裡就更能夠了解，澳洲尤加利能夠抗流行性感冒，處理各種呼吸道的問題，幫助代謝、促進循環，排毒淨化。

五行七情對應情緒

⌘ 澳洲尤加利精油在五行歸類為土，在易醫七情屬性裡和思情緒的臟腑對應。

⌘ 次少比例精油成分單萜醇，對應五行中火的屬性，在易醫七情裡和喜的情緒有關。

⌘ 較少比例精油成分單萜烯，對應五行中金的屬性，在易醫七情裡和憂、悲的情緒有關。

⌘ 更少比例精油成分醛類，對應五行中水的屬性，在易醫七情裡和驚、恐的情緒有關。

⌘ 在特殊化學結構的比例下，澳洲尤加利能夠提振精神，集中注意力、增加邏輯思考能力、平穩情緒、帶來自信，改善各種身心問題。

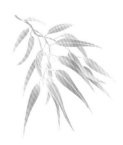

55 綠花白千層 Naiouli

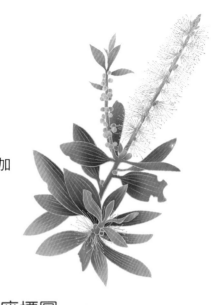

精油名稱　　　綠花白千層
拉丁學名　　　Melaleuca quinquenervia
主要產地　　　澳洲新南威爾斯、克里多尼亞島馬達加
萃取部位　　　葉
精油成分屬性　氧化物類
陰陽屬性　　　陽
五行分類　　　土
五行臟腑對應　脾、胃

綠花白千層精油十字座標圖

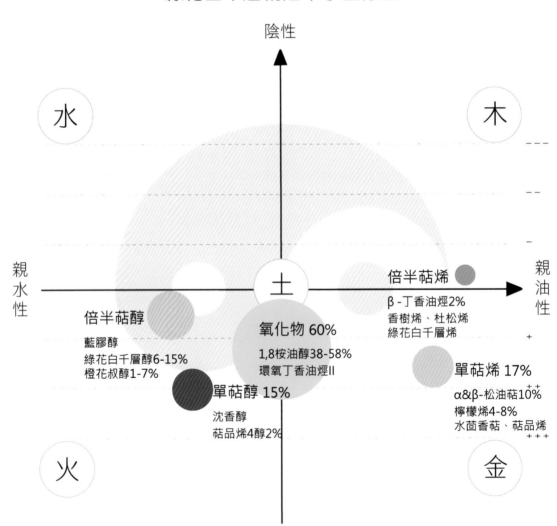

陰性

水　　　　　　　　　　　　　　　木

倍半萜烯
親水性　　　　　　　　　　　　　　β-丁香油烴2%
　　　　　　　　　　　　　　　　香樹烯、杜松烯
　　　　　　　　　　　　　　　　綠花白千層烯

倍半萜醇
　　　　　　　　　　土　　　　　　　　　親油性

藍膠醇
綠花白千層醇6-15%　氧化物 60%
橙花叔醇1-7%
　　　　　　　1,8桉油醇38-58%
　　　　　　　環氧丁香油烴II　　　　單萜烯 17%

單萜醇 15%　　　　　α&β-松油萜10%
沈香醇　　　　　　　檸檬烯4-8%
萜品烯4醇2%　　　　水茴香萜、萜品烯

火　　　　　　　　　　　　　　　金

陽性

綠花白千層精油對應表

化學結構對應生理臟腑

⌘ 綠花白千層主要化學結構為氧化物，五行歸類為土，對應臟腑為脾、胃，對此臟腑相關的生理會有幫助，於脾、胃的各種病症都有直接作用。

⌘ 次少比例精油成分倍半萜醇、單萜醇，在五行中屬火，對應臟腑為心、小腸。

⌘ 較少比例精油成分單萜烯，在五行中屬金，對應臟腑為肺、大腸。

⌘ 更少比例精油成分為倍半萜烯，在五行中屬木，對應臟腑為肝、膽。

五行相生對應生理特性

⌘ 五行中土生金，木生火，火生土，從五行的相生裡，我們就能夠去推斷，對於所對應相關的生理臟腑有幫助，因此從五行的相生中就能夠理解，綠花白千層精油具備在五行中土、火、金、木的五行。

⌘ 相對於主要精油成分氧化物以外的其他化學結構，以五行中屬火的倍半萜醇、單萜醇，屬金的單萜烯，屬木的倍半萜烯，在生理的的作用上，具有抗菌、抗感染、抗痙攣、抗黴菌、抗病毒、抗腫瘤，有益呼吸、免疫、內分泌、生殖、泌尿系統。

五行財格對應生理特性

⌘ 五行中土為木的財格，木為金的財格，金為火的財格，水為土的財格，在五行裡財格是《易經》卦象中，許多人所追求的。

⌘ 綠花白千層以氧化物為主要成分，精油中倍半萜醇、單萜醇、單萜烯、倍半萜烯的比例較少。其不同化學結構比例的協同性，從五行精油的關係裡就更能夠了解，綠花白千層有類雌激素，具有調節荷爾蒙，改善更年期、月經等問題，能夠促進血循、提升免疫力、有效處理呼吸道、生殖、泌尿道各種感染。

五行七情對應情緒

⌘ 綠花白千層精油在五行歸類為土，在易醫七情屬性裡和思情緒的臟腑對應。

⌘ 次少比例精油成分倍半萜醇、單萜醇，對應五行中火的屬性，在易醫七情裡和喜的情緒有關。

⌘ 較少比例精油成分單萜烯，對應五行中金的屬性，在易醫七情裡和憂、悲的情緒有關。

⌘ 更少比例精油成分倍半萜烯， 對應五行中木的屬性，在易醫七情裡和怒的情緒有關。

⌘ 在特殊化學結構的比例下，綠花白千層能夠提振精神、集中注意力、平穩情緒，釋放緊張、壓力的情緒，改善壓力導致的荷爾蒙失調，所造成的情緒問題。

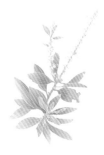

56 香桃木 Myrtle

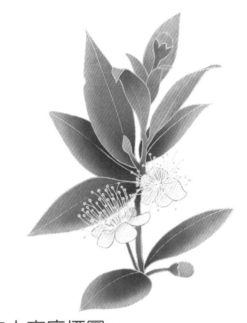

精油名稱　　　香桃木
拉丁學名　　　Myrtus communis
主要產地　　　摩洛哥
萃取部位　　　葉
精油成分屬性　氧化物類
陰陽屬性　　　陽
五行分類　　　土
五行臟腑對應　脾、胃

香桃木精油十字座標圖

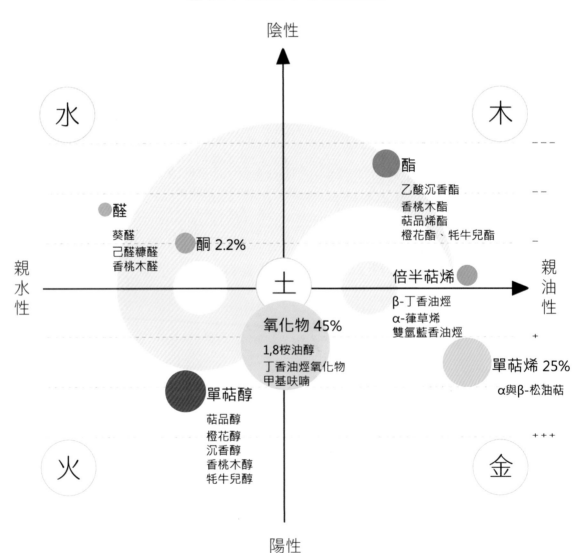

陰性

水　　　　　　　　　　　　　　木

酯
乙酸沉香酯
香桃木酯
萜品烯酯
橙花酯、牻牛兒酯

醛
葵醛
己醛糠醛
香桃木醛

酮 2.2%

親水性　　　　　　　　土　　　　　　倍半萜烯　　親油性

β-丁香油烴
α-葎草烯
雙氫藍香油烴

氧化物 45%

1,8桉油醇
丁香油烴氧化物
甲基呋喃

單萜烯 25%

α與β-松油萜

單萜醇
萜品醇
橙花醇
沉香醇
香桃木醇
牻牛兒醇

火　　　　　　　　　　　　　　金

陽性

香桃木精油對應表

化學結構對應生理臟腑

- ❀ 香桃木主要化學結構為氧化物，五行歸類為土，對應臟腑為脾、胃，對此臟腑相關的生理會有幫助，於脾、胃的各種病症都有直接作用。
- ❀ 次少比例的精油成分單萜烯，在五行中屬金，對應臟腑為肺、大腸。
- ❀ 較少比例精油成分單萜醇，在五行中屬火，對應臟腑為心、小腸。
- ❀ 更少比例的精油成分為酯類、倍半萜烯，在五行中屬木，對應臟腑為肝、膽。
- ❀ 很少比例精油成分為酮類、醛類，在五行中屬水，對應臟腑為腎、膀胱。

五行相生對應生理特性

- ❀ 五行中土生金，金生水，水生木，木生火，火生土，從五行的相生裡，我們就能夠去推斷，對於所對應相關的生理臟腑有幫助，因此從五行的相生中就能夠理解，香桃木精油具備在五行中土、金、火、木、水的完整五行。
- ❀ 相對於主要精油成分氧化物以外的其他化學結構，以五行中屬金的單萜烯，屬火的單萜醇，屬木的酯類、倍半萜烯，屬水的酮類、醛類，在生理的的作用上，具有抗菌、抗黏膜發炎、抗痙攣、抗感染、助眠的功效，有益呼吸、免疫、生殖、泌尿系統。

五行財格對應生理特性

- ❀ 五行中土為木的財格，木為金的財格，金為火的財格，火為水的財格，水為土的財格，在五行裡財格是《易經》卦象中，許多人所追求的。
- ❀ 香桃木以氧化物為主要成分，精油中單萜烯、單萜醇、酯類、倍半萜烯、酮類、醛類的比例較少。其不同化學結構比例的協同性，從五行精油的關係裡就更能夠了解，香桃木具有淨化呼吸道，改善夜間盜汗是兒童很好的保健精油，對生殖、泌尿系統的感染及痔瘡等問題有幫助，是子宮很好的補藥。

五行七情對應情緒

- ❀ 香桃木精油在五行歸類為土，在易醫七情屬性裡和思情緒的臟腑對應。
- ❀ 次少比例精油成分單萜烯，對應五行中金的屬性，在易醫七情裡和憂、悲的情緒有關。
- ❀ 較少比例精油成分單萜醇，對應五行中火的屬性，在易醫七情裡和喜的情緒有關。
- ❀ 更少比例精油成分酯類、倍半萜烯，對應五行中木的屬性，在易醫七情裡和怒的情緒有關。
- ❀ 很少比例精油成分酮類、醛類，對應五行中水的屬性，在易醫七情裡和驚、恐的情緒有關。
- ❀ 在特殊化學結構的比例下，香桃木能夠安撫鎮靜情緒、釋放憤怒、改善焦慮不安、躁動、固執、依賴的情緒，帶來身心的平和。

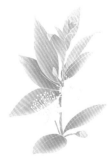

57 羅文莎葉 Ravensara

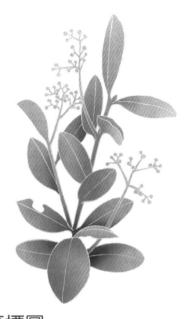

精油名稱　　　　羅文沙葉
拉丁學名　　　　Cinnamomum camphora
主要產地　　　　馬達加斯加
萃取部位　　　　葉
精油成分屬性　　氧化物類
陰陽屬性　　　　陽
五行分類　　　　土
五行臟腑對應　　脾、胃

羅文沙葉精油十字座標圖

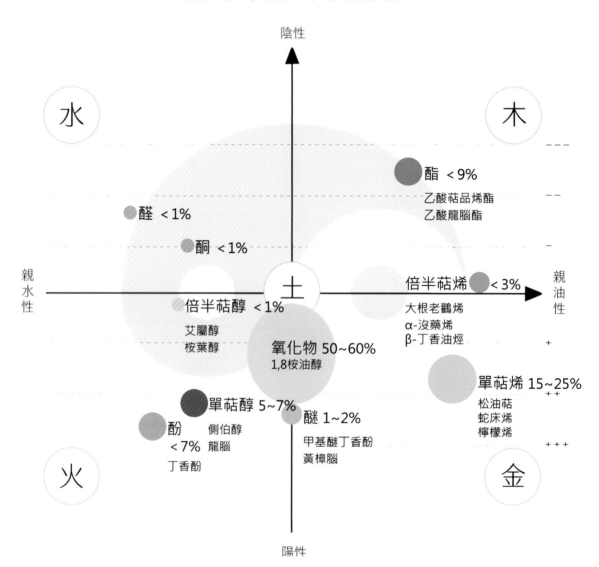

陰性

水　　　　　　　　　　　　　木

酯 < 9%
乙酸萜品烯酯
乙酸龍腦酯

醛 < 1%

酮 < 1%

倍半萜烯 < 3%
大根老鸛烯
α-沒藥烯
β-丁香油烴

親水性　　　　土　　　　　親油性

倍半萜醇 < 1%
艾屬醇
桉葉醇

氧化物 50~60%
1,8桉油醇

單萜烯 15~25%
松油萜
蛇床烯
檸檬烯

單萜醇 5~7%
側伯醇
龍腦

醚 1~2%
甲基醚丁香酚
黃樟腦

酚 < 7%
丁香酚

火　　　　　　　　　　　　　金

陽性

羅文沙葉精油對應表

化學結構對應生理臟腑

✤ 羅文莎葉主要化學結構為氧化物、醚類，五行歸類為土，對應臟腑為脾、胃，對此臟腑相關的生理會有幫助，於脾、胃的各種病症都有直接作用。

✤ 次少比例精油成分單萜烯，在五行中屬金，對應臟腑為肺、大腸。

✤ 較少比例精油成分單萜醇、酚類、倍半萜醇，在五行中屬火，對應臟腑為心、小腸。

✤ 更少比例精油成分為酯類、倍半萜烯，在五行中屬木，對應臟腑為肝、膽。

✤ 很少比例精油成分為酮類、醛類，在五行中屬水，對應臟腑為腎、膀胱。

五行相生對應生理特性

✤ 五行中土生金，金生水，水生木，木生火，火生土，從五行的相生裡，我們就能夠去推斷，對於所對應相關的生理臟腑有幫助，因此從五行的相生中就能夠理解，羅文莎葉精油具備在五行中土、金、火、木、水的完整五行。

✤ 相對於主要精油成分氧化物、醚類以外的其他化學結構，以五行中屬金的單萜烯，屬火的單萜醇、倍半萜醇、酚類，屬木的酯類、倍半萜烯，屬水的酮類、醛類，在生理的的作用上，具有抗菌、抗病毒、抗感染、祛痰，有益神經、呼吸、免疫、肌肉系統。

五行財格對應生理特性

✤ 五行中土為木的財格，木為金的財格，金為火的財格，火為水的財格，水為土的財格，在五行裡財格是《易經》卦象中，許多人所追求的。

✤ 羅文莎葉以氧化物、醚類為主要成分，精油中單萜烯、單萜醇、倍半萜醇、酚類、酯類、倍半萜烯、酮類、醛類的比例較少。其不同化學結構比例的協同性，從五行精油的關係裡就更能夠了解，羅文莎葉能有效舒緩關節、肌肉痠痛，改善流行性感冒、病毒感染的肝炎、腸炎，能夠激勵免疫系統，是重要的呼吸系統精油。

五行七情對應情緒

✤ 羅文莎葉精油在五行歸類為土，在易醫七情屬性裡和思情緒的臟腑對應。

✤ 次少比例精油成分單萜烯，對應五行中金的屬性，在易醫七情裡和憂、悲的情緒有關。

✤ 較少比例精油成分單萜醇、倍半萜醇、酚類，對應五行中火的屬性，在易醫七情裡和喜的情緒有關。

✤ 更少比例精油成分酯類、倍半萜烯，對應五行中木的屬性，在易醫七情裡和怒的情緒有關。

✤ 很少比例精油成分酮類、醛類，對應五行中水的屬性，在易醫七情裡和驚、恐的情緒有關。

✤ 在特殊化學結構的比例下，羅文莎葉能夠舒緩壓力，抗憂鬱、焦慮、恐慌、驚嚇、不安的情緒，具有提振身心的功效。

58 高地牛膝草 Hyssop highland

精油名稱　　　高地牛膝草
拉丁學名　　　Hyssopus officinalis var. decumbens
主要產地　　　法國
萃取部位　　　全株藥草
精油成分屬性　氧化物類
陰陽屬性　　　陽
五行分類　　　土
五行臟腑對應　脾、胃

高地牛膝草精油十字座標圖

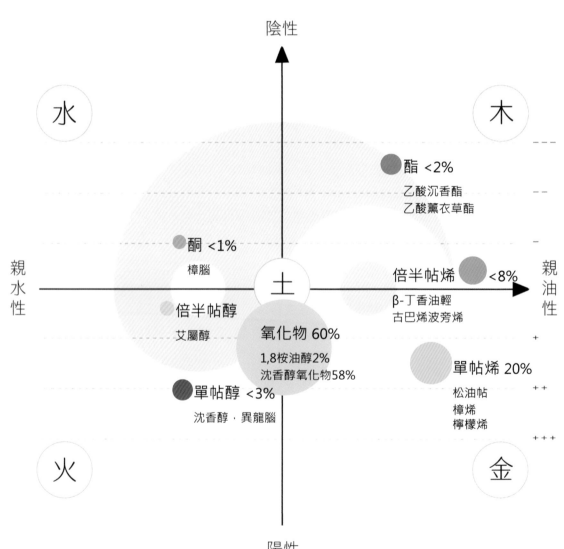

陰性

水　　　　　　　　　　　　　　　　　木

酯 <2%
乙酸沉香酯
乙酸薰衣草酯

酮 <1%
樟腦

親水性

倍半帖烯 <8%
β-丁香油輕
古巴烯波旁烯

土

倍半帖醇
艾屬醇

氧化物 60%
1,8桉油醇2%
沈香醇氧化物58%

親油性

單帖烯 20%
松油帖
樟烯
檸檬烯

單帖醇 <3%
沈香醇‧異龍腦

火　　　　　　　　　　　　　　　　　金

陽性

高地牛膝草精油對應表

化學結構對應生理臟腑

✥ 高地牛膝草主要化學結構為氧化物，五行歸類為土，對應臟腑為脾、胃，對此臟腑相關的生理會有幫助，於脾、胃的各種病症都有直接作用。

✥ 次少比例精油成分單萜烯，在五行中屬金，對應臟腑為肺、大腸。

✥ 較少比例精油成分為倍半萜烯、酯類，在五行中屬木，對應臟腑為肝、膽。

✥ 更少比例精油成分單萜醇、倍半萜醇，在五行中屬火，對應臟腑為心、小腸。

✥ 很少比例精油成分為酮類，在五行中屬水，對應臟腑為腎、膀胱。

五行相生對應生理特性

✥ 五行中土生金，金生水，水生木，木生火，火生土，從五行的相生裡，我們就能夠去推斷，對於所對應相關的生理臟腑有幫助，因此從五行的相生中就能夠理解，高地牛膝草精油具備在五行中土、金、木、火、水的完整五行。

✥ 相對於主要精油成分氧化物以外的其他化學結構，以五行中屬金的單萜烯，屬木的倍半萜烯、酯類、倍半萜烯，屬火的單萜醇、倍半萜醇，屬水的酮類，在生理的的作用上，具有抗菌、抗痙攣、抗病毒、抗發炎、利尿、通經、激勵、補身、化痰，有益呼吸、消化、循環、生殖、肌肉系統。

五行財格對應生理特性

✥ 五行中土為木的財格，木為金的財格，金為火的財格，火為水的財格，水為土的財格，在五行裡財格是《易經》卦象中，許多人所追求的。

✥ 高地牛膝草以氧化物為主要成分，精油中單萜烯、倍半萜烯、酯類、倍半萜烯、單萜醇、酮類的比例較少。其不同化學結構比例的協同性，從五行精油的關係裡就更能夠了解，高地牛膝草能夠處理各種呼吸道的感染，促進淋巴、血循，改善水腫、靜脈曲張、風濕、關節炎，是心臟、消化、神經系統的滋補劑。

五行七情對應情緒

✥ 高地牛膝草精油在五行歸類為土，在易醫七情屬性裡和思情緒的臟腑對應。

✥ 次少比例精油成分單萜烯，對應五行中金的屬性，在易醫七情裡和憂、悲的情緒有關。

✥ 較少比例精油成分倍半萜烯、酯類，對應五行中木的屬性，在易醫七情裡和怒的情緒有關。

✥ 更少比例精油成分單萜醇、倍半萜醇，對應五行中火的屬性，在易醫七情裡和喜的情緒有關。

✥ 很少比例精油成分酮類，對應五行中水的屬性，在易醫七情裡和驚、恐的情緒有關。

✥ 在特殊化學結構的比例下，高地牛膝草能夠提振精神，鎮靜情緒、釋放壓力，改善抑鬱的情緒，抗憂鬱、帶來強大的心靈力量。

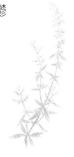

59 桉油醇迷迭香 Rosemary cineol

精油名稱　　　桉油醇迷迭香
拉丁學名　　　Rosmarinus officinalis
主要產地　　　突尼西亞、法國
萃取部位　　　全株藥草
精油成分屬性　氧化物類
陰陽屬性　　　陽
五行分類　　　土
五行臟腑對應　脾、胃

桉油醇迷迭香精油十字座標圖

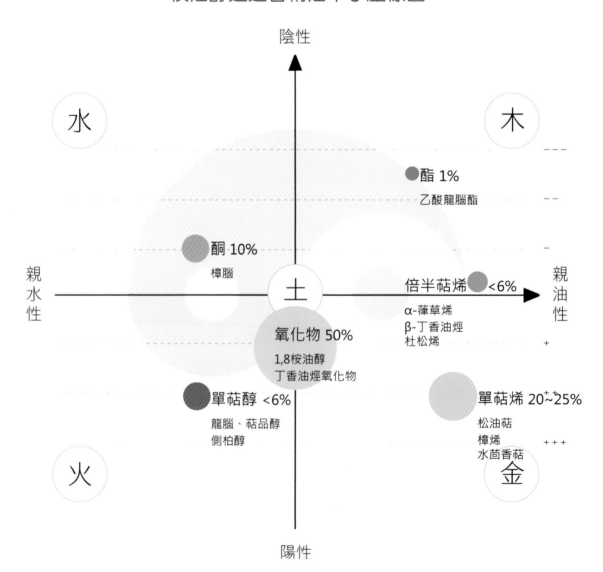

陰性

水　　　　　　　　　　　　　　　　　木

酯 1%
乙酸龍腦酯

酮 10%
樟腦

倍半萜烯 <6%
α-葎草烯
β-丁香油烴
杜松烯

親水性　　　土　　　　　　　　　親油性

氧化物 50%
1,8桉油醇
丁香油烴氧化物

單萜醇 <6%
龍腦、萜品醇
側柏醇

單萜烯 20~25%
松油萜
樟烯
水茴香萜

火　　　　　　　　　　　　　　　　金

陽性

桉油醇迷迭香精油對應表

化學結構對應生理臟腑

❊ 桉油醇迷迭香主要化學結構為氧化物，五行歸類為土，對應臟腑為脾、胃，對此臟腑相關的生理會有幫助，於脾、胃的各種病症都有直接作用。

❊ 次少比例精油成分單萜烯，在五行中屬金，對應臟腑為肺、大腸。

❊ 較少比例精油成分酮類，在五行中屬水，對應臟腑為腎、膀胱。

❊ 更少比例精油成分倍半萜烯、酯類，在五行中屬木，對應臟腑為肝、膽。

❊ 很少比例精油成分單萜醇，在五行中屬火，對應臟腑為心、小腸。

五行相生對應生理特性

❊ 五行中土生金，金生水，水生木，木生火，火生土，從五行的相生裡，我們就能夠去推斷，對於所對應相關的生理臟腑有幫助，因此從五行的相生中就能夠理解，桉油醇迷迭香精油具備在五行中土、金、水、木、火的完整五行。

❊ 相對於主要精油成分氧化物以外的其他化學結構，以五行中屬金的單萜烯，屬水的酮類，屬木的倍半萜烯、酯類，屬火的單萜醇，在生理的的作用上，具有抗菌、抗感染、抗黏膜發炎、抗痙攣、抗黴菌、抗病毒、利尿、通經、激勵、補身，有益神經、呼吸、消化、循環、肌肉系統。

五行財格對應生理特性

❊ 五行中土為木的財格，木為金的財格，金為火的財格，火為水的財格，水為土的財格，在五行裡財格是《易經》卦象中，許多人所追求的。

❊ 桉油醇迷迭香以氧化物為主要成分，精油中單萜烯、酮類、倍半萜烯、酯類、單萜醇的比例較少。其不同化學結構比例的協同性，從五行精油的關係裡就更能夠了解，桉油醇迷迭香能夠利肝臟，幫助消化、改善呼吸道、腸道感染，刺激腦細胞再生、促進血循、提升血壓、改善貧血，是很好的強心劑，具有刺激毛髮再生、護膚回春的功效。

五行七情對應情緒

❊ 桉油醇迷迭香精油在五行歸類為土，在易醫七情屬性裡和思情緒的臟腑對應。

❊ 次少比例精油成分單萜烯，對應五行中金的屬性，在易醫七情裡和憂、悲的情緒有關。

❊ 較少比例精油成分酮類，對應五行中水的屬性，在易醫七情裡和驚、恐的情緒有關。

❊ 更少比例精油成分倍半萜烯、酯類，對應五行中木的屬性，在易醫七情裡和怒的情緒有關。

❊ 很少比例精油成分單萜醇，對應五行中火的屬性，在易醫七情裡和喜的情緒有關。

❊ 在特殊化學結構的比例下，桉油醇迷迭香能夠提振精神，改善疲勞、精神耗弱、增加記憶力、抗焦慮、憂鬱、穩定緊張不安的情緒，強化心靈、提升活力。

60 豆蔻 Cardamon

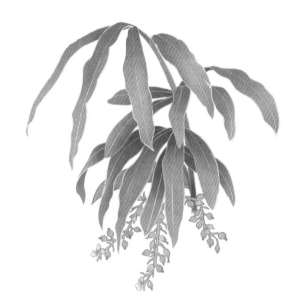

精油名稱　　　豆蔻
拉丁學名　　　Elettaria cardamomum
主要產地　　　厄瓜多爾
萃取部位　　　果實
精油成分屬性　氧化物類
陰陽屬性　　　陽
五行分類　　　土
五行臟腑對應　脾、胃

豆蔻精油十字座標圖

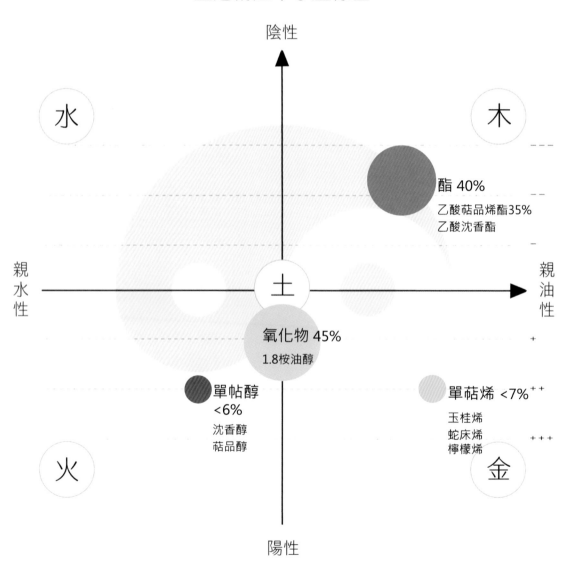

陰性

水　　　　　　　　　　　　　　木

酯 40%
乙酸萜品烯酯35%
乙酸沈香酯

親水性　　　　　土　　　　　　親油性

氧化物 45%
1.8桉油醇

單帖醇 <6%
沈香醇
萜品醇

單萜烯 <7% ++
玉桂烯
蛇床烯
檸檬烯　+++

火　　　　　　　　　　　　　　金

陽性

豆蔻精油對應表

化學結構對應生理臟腑

✿ 豆蔻主要化學結構為氧化物，五行歸類為土，對應臟腑為脾、胃，對此臟腑相關的生理會有幫助，於脾、胃的各種病症都有直接作用。

✿ 次少比例精油成分酯類，在五行中屬木，對應臟腑為肝、膽。

✿ 較少比例精油成分單萜烯，在五行中屬金，對應臟腑為肺、大腸。

✿ 更少比例精油成分單萜醇，在五行中屬火，對應臟腑為心、小腸。

五行相生對應生理特性

✿ 五行中土生金，木生火，火生土，從五行的相生裡，我們就能夠去推斷，對於所對應相關的生理臟腑有幫助，因此從五行的相生中就能夠理解，豆蔻精油具備在五行中土、木、金、火的五行。

✿ 相對於主要精油成分氧化物以外的其他化學結構，以五行中屬木的酯類，屬金的單萜烯，屬火的單萜醇，在生理的的作用上，具有抗黏膜發炎、抗菌、抗感染、抗痙攣、抗黴菌、利尿、激勵、補身，有益神經、呼吸、消化、生殖、泌尿系統。

五行財格對應生理特性

✿ 五行中土為木的財格，木為金的財格，金為火的財格，在五行裡財格是《易經》卦象中，許多人所追求的。

✿ 豆蔻以氧化物為主要成分，精油中酯類、單萜烯、單萜醇的比例較少。其不同化學結構比例的協同性，從五行精油的關係裡就更能夠了解，豆蔻能夠利腦、利心臟、利肝膽、幫助消化、袪脹氣，催情、改善性功能障礙，促進血循是很好的暖身滋補精油。

五行七情對應情緒

✿ 豆蔻精油在五行歸類為土，在易醫七情屬性裡和思情緒的臟腑對應。

✿ 次少比例精油成分酯類，對應五行中木的屬性，在易醫七情裡和怒的情緒有關。

✿ 較少比例精油成分單萜烯，對應五行中金的屬性，在易醫七情裡和憂、悲的情緒有關。

✿ 更少比例精油成分單萜醇，對應五行中火的屬性，在易醫七情裡和喜的情緒有關。

✿ 在特殊化學結構的比例下，豆蔻能夠振奮精神、提振情緒，改善疲勞，抗憂鬱、抗壓力，帶來愉快的情緒，感受幸福充滿活力。

4 《易經》中五行精油的調配原則

《易經》中所提到的理論是依據陰陽的概念而來的，

也就是以五行的規律整理出的生剋理論。

每個人也能夠從自己的出生八字，

知道自己的五行命數，

也能夠從中了解每個人與生俱來的特質以及性格。

從八字找到個人專屬的五行精油

1. 尋找個人五行的黃金密碼

(1) 下載八字 APP（輸入自己的生日）

(2) 找到自己的五行本格（論八字／排命盤／基本－命主屬性）

(3) 參考身強、身弱屬性（身強－本格、財格／身弱－本格、貴人格）

(4) 五行黃金密碼建議

本格（A）	貴人格（A）	財格（A）
木	水	土
火	木	金
土	火	水
金	土	木
水	金	火

2. 五行精油的概念

　　五行精油是透過易醫對所有物質的五行概念，再依據植物精油的五行分類，以及《易經》卦象上的理念，去調配的黃金比例的五行精油處方。會依據五行分類對應生理的特性，給予不同五行類型的人在身心上最大的調理。

易醫芳療五行卦象的認識

　　易醫芳療之五行精油，依循《易經》卦象，對應木、火、土、金、水和五行臟腑，是從臟象學說和《易經》八卦的卦象開展，做為五行精油對應芳療植物精油的重要根據。

　　易醫中的藏象學說，是關於生理臟腑的學說，也就是對應五臟六腑。臟象學說提到的：「甲膽乙肝丙小腸，丁心戊胃己脾鄉；庚是大腸辛屬肺，壬系膀胱癸腎藏；三焦亦向壬中寄，包絡同歸入癸鄉。」「甲頭乙項丙肩求，丁心戊肋己屬腹；庚是臍輪辛屬股，壬脛癸足一身由。」這就說明，易醫芳療之五行精油的運用，是以《易經》卦象、臟象學說的深奧意義做為最重要的理論基礎。

五行與《易經》卦象對應表

五行	金	火	木	水	土
《易經》	乾	離	震	艮	坎
	兌	離	巽	坤	坎

1. 乾卦－金

　　庚金，屬於陽金　生理：大腸

2. 兌卦－金

　　辛金，屬於柔金　生理：肺

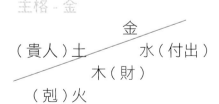

主格 - 金

金
（貴人）土　　　水（付出）
木（財）
（剋）火

3. 離卦－火

丙火，屬於陽火　生理：小腸
丁火，屬於陰火　生理：心

主格 - 火

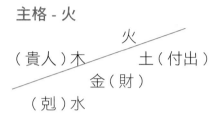

　　　　　　　　火
（貴人）木　　　　土（付出）
　　　　　　金（財）
　　（剋）水

4. 震卦－木

甲木，屬於陽木　生理：肝

主格 - 木

　　　　　　　　木
（貴人）水　　　　火（付出）
　　　　　　土（財）
　　（剋）金

5. 巽卦－木

乙木，屬於陰木　生理：膽

6. 坎卦－水

壬水，屬於陽水　生理：膀胱
癸水，屬於陰水　生理：腎

主格 - 水

　　　　　　　　水
（貴人）金　　　　木（付出）
　　　　　　火（財）
　　（剋）土

7. 艮卦－土

戊土，屬於陽土 生理：胃

主格 - 土

　　　　　　　　土
（貴人）火　　　　金（付出）
　　　　　　水（財）
　　（剋）木

8. 坤卦－土

己土，屬於陰土 生理：脾

　　易醫所涵蓋《易經》的生活哲學智慧，包含了整體和大自然於大小宇宙之間的關聯，也涵藏了來自於植物藥草的運用。如何透過認識易醫與芳療在植物精油的運用，協助找回自我療癒的方式，將會是易醫芳療之五行精油可以幫助更多人的地方。

　　在芳療中，植物精油科學性的化學結構，藉由《易經》陰陽五行的論述將其分類歸納後，讓我們理解西方藥草植物精油與陰陽五行之間的關係；再以《易經》的卦象，讓更多人去找到東西方之間更緊密的關聯性。

　　以這樣的方式協助運用五行精油，讓更多人在日常生活上感受到，在這陰陽五行的能量中，藉由內外在五行的相對應，讓我們找到一個可以安身立命、進而能夠修身養性的方式，以這種更有智慧的養生保健方式去生活。這將能夠為世人帶來福祉，並為眾人創造最大的幸福。

　　西方藥草植物精油的知識與東方哲學《易經》陰陽五行的智慧，所引領的芳療新知識與植物精油的運用，是易醫芳療之五行精油的重要意義，及想要傳承的理念。

依據生理特性選擇五行精油

　　五行屬性與生理對應，是依據易醫以陰陽、五行、經絡貫穿整體。五行相生相剋之道理，闡述了所有物質的屬性，讓我們從中感悟，真正的養生之道無所不在。

1. 五行屬性對照表

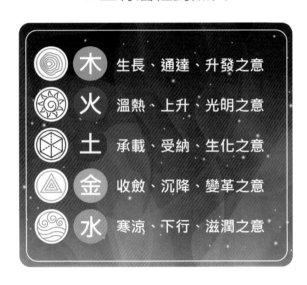

2. 五行生理對照表

五行	臟腑	生理系統
木	肝、膽	消化、神經、內分泌
火	心、小腸	循環、消化
土	脾、胃	免疫、消化、肌肉骨骼
金	肺、大腸	呼吸、皮膚、消化
水	腎、膀胱	生殖、泌尿

5 身心保健：開運五行精油的日常使用

五行薰泡精油

1. 使用方法

a. 泡澡

b. 擴香

c. 調和植物油（按摩油）

2. 五行薰泡精油介紹

木薰泡精油

適用於五行中木形人薰香、泡澡，及肝、膽、神經、內分泌、女性保健。

精油：苦橙葉精油

　　　檸檬香茅精油

　　　香桃木精油

　　　玫瑰天竺葵精油

　　　鼠尾草精油

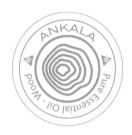

火薰泡精油

適用於五行中火形人薰香、泡澡，及心、小腸、消化、心循環保健。

精油：沉香醇百里香精油

　　　羅馬洋甘菊精油

　　　檸檬精油

　　　桉油醇迷迭香精油

　　　玫瑰草精油

　　　依蘭精油

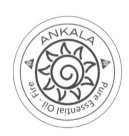

土薰泡精油

適用於五行中土形人薰香、泡澡，及脾、胃、免疫、肌肉痠痛保健。

精油：羅文莎葉精油

花梨木精油

永久花精油

檸檬精油

橙花精油

蒔蘿精油

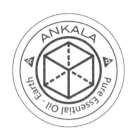

金薰泡精油

適用於五行中金形人薰香、泡澡，及肺、大腸、呼吸、睡眠、敏感、兒童保健。

精油：紅桔精油

香桃木精油

高地薰衣草精油

檸檬尤加利精油

大西洋雪松精油

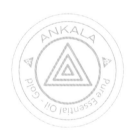

水薰泡精油

適用於五行中水形人薰香、泡澡，及腎、膀胱、淋巴代謝、生殖、泌尿保健。

精油：檸檬香茅精油

杜松精油

側柏百里香精油

高地薰衣草精油

玫瑰天竺葵精油

葡萄柚精油

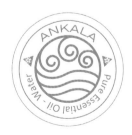

五行臉部用油

1. 使用方法

a. 臉部精油 - 調理精華油：

早、晚於化妝保濕水後取 6-8 滴，使用於臉、頸部

b. 臉部按摩油 - 保養按摩精油：

每周至少 2-3 次於臉部清潔或去角質後，取 12-18 滴按摩全臉頸部。

2. 五行臉部用油介紹

木臉部用油

適用於五行中木形人臉部保養，油性、混合、痘痘肌膚，及肝、膽引起之肌膚問題。

精油：依蘭精油

大西洋雪松精油

桉油醇迷迭香精油

快樂鼠尾草精油

檸檬香茅精油

植物油：向日葵油

榛果油

月見草油

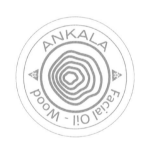

火臉部用油

適用於五行中火形人臉部保養，美白、斑點、晦暗肌膚，及心、小腸引起之肌膚問題。

精油：橙花精油

羅馬洋甘菊精油

檸檬精油

快樂鼠尾草精油

桉油醇迷迭香精油

植物油：向日葵油

玫瑰籽油

雷公根油

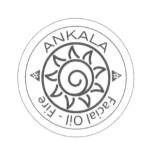

土臉部用油

適用於五行中土形人臉部保養，眼部、老化肌膚，及脾、胃引起的肌膚問題。

精油：穗花薰衣草精油

橙花精油

馬鞭草酮迷迭香精油

玫瑰精油

乳香精油

植物油：依諾飛輪油

榛果籽油

小麥胚芽油

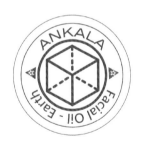

金臉部用油

適用於五行中金形人臉部保養，敏感、脆弱、微血管肌膚，及肺、大腸引起之肌膚問題。

精油：乳香精油

　　　桉油醇迷迭香精油

　　　羅馬洋甘菊精油

　　　鼠尾草精油

植物油：甜杏仁油

　　　　月見草油

　　　　聖約翰草油

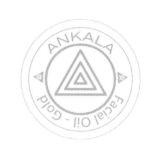

水臉部用油

適用於五行中水形人臉部保養，保濕、缺水、乾燥肌膚，及腎、膀胱引起之肌膚問題。

精油：馬鞭草酮迷迭香精油

　　　甜橙精油

　　　檀香精油

　　　乳香精油

　　　玫瑰天竺葵精油

植物油：向日葵油

　　　　榛果油

　　　　雷公根油

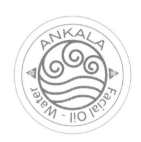

五行身體按摩油

1. 使用方式

a. 塗抹 - 全身或局部

b. 按摩 - 全身或局部

c. 泡澡 - 塗抹全身後進行泡澡

2. 五行按摩油介紹

木身體按摩油

適用於五行中木形人身體按摩油，及肝、膽、神經、內分泌、女性保健。

精油：快樂鼠尾草精油

　　　檸檬香茅精油

　　　桉油醇迷迭香精油

　　　玫瑰天竺葵精油

　　　鼠尾草精油

植物油：向日葵油

　　　　月見草油

　　　　澳洲堅果油

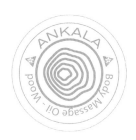

火身體按摩油

適用於五行中火形人身體按摩油，及心、小腸、消化、心循環保健。

精油：馬鬱蘭精油

　　　苦橙葉精油

　　　歐白芷精油

　　　穗甘松精油

植物油：向日葵油

　　　　澳洲堅果油

　　　　甜杏仁油

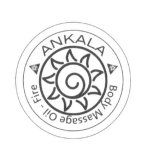

土身體按摩油

適用於五行中土形人身體按摩油，及脾、胃、免疫、肌肉痠痛保健。

精油：香桃木精油

　　　芫荽精油

　　　大西洋雪松精油

　　　紅桔精油

植物油：向日葵油

　　　　金盞菊油

　　　　聖約翰草油

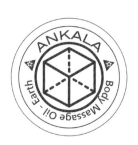

金身體按摩油

適用於五行中金形人身體按摩油，及肺、大腸、呼吸、睡眠、敏感、兒童保健。

精油：德國洋甘菊精油
　　　羅文莎葉精油
　　　高地薰衣草精油
　　　永久花精油
　　　山雞椒精油
植物油：向日葵油
　　　　聖約翰草油
　　　　月見草油

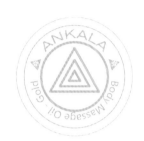

水身體按摩油

適用於五行中水形人身體按摩油，及腎、膀胱、淋巴代謝、生殖、泌尿保健。

精油：大西洋雪松精油
　　　葡萄柚精油
　　　玫瑰天竺葵精油
　　　杜松精油
植物油：甜杏仁油
　　　　聖約翰草油
　　　　榛果油

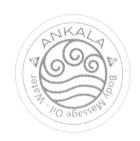

五行純露

1. 使用方式

a. 保濕水（化妝水）：可做為臉部保濕水或替代化妝水使用。

b. 面膜保濕液：可做為面膜保濕液，使用面膜紙浸泡在純露使用。

c. 舒緩液：可做為敏感、發疹……等，紅腫、癢、痛時使用。

d. 調和液：可加入各種面霜面膜各種基劑中，加強功效及降低產品刺激性時使用。

e. 擴香、蒸氣：可加入水氧機及蒸氣商品中使用。

f. 泡澡：可加入水中泡澡使用。

g. 內服：可加入水中飲用，達到生理的調節。

2. 五行純露介紹

木純露

適用於五行中木形人臉部及身體保養，及肝、膽、神經、內分泌、女性保健。

成分：薰衣草純露

　　　鼠尾草純露

　　　迷迭香純露

　　　玫瑰純露

　　　側柏百里香純露

　　　茶樹純露

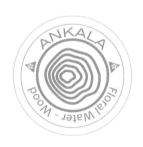

火純露

適用於五行中火形人臉部及身體保養,及心、小腸、消化、心循環保健。

成分:玫瑰純露

羅馬洋甘菊純露

岩玫瑰純露

月桂純露

高地薰衣草純露

橙花純露

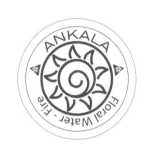

土純露

適用於五行中土形人臉部及身體保養,及脾、胃、免疫、肌肉痠痛保健。

成分:月桂純露

玫瑰純露

香蜂草純露

岩玫瑰純露

玫瑰天竺葵純露

永久花純露

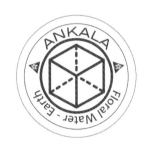

金純露

適用於五行中金形人臉部及身體保養，及肺、大腸、呼吸、睡眠、敏感、兒童保健。

成分：薰陸香純露
　　　月桂純露
　　　薰衣草純露
　　　香蜂草純露
　　　鼠尾草純露
　　　洋甘菊純露

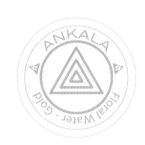

水純露

適用於五行中水形人臉部及身體保養，及腎、膀胱、淋巴代謝、 生殖、泌尿保健。

成分：鼠尾草純露
　　　薰陸香純露
　　　橙花純露
　　　薰衣草純露
　　　玫瑰純露
　　　側柏百里香純露

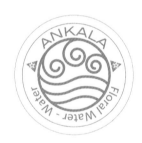

五行精油身心合一

　　合一精萃植萃露是來自於全植物合一芳療中的新發現，混和黃金比例所得到的全植物混合精華液，是蘊含芳療中植物的全能量，也是身心合一的重要新發現，對身心能量場有全方位的調理與療癒。

1. 全植物合一 ONENESS ESSENCE 的精油使用

　　全植物精油是植物蒸餾後的植物精質油，必須調和植物油成為按摩油後，可使用塗抹於全身，然而植物在蒸餾過程中，除了會產生精油外，也會得到水溶性植物成分的純露，而純露的使用也是芳療重要的學習知識。

2. 五行精油合一瓶的調配方式

(1) 五行臉部用油或五行身體按摩油
(2) 五行純露

木 臉部合一精萃露

適用於五行中木形人臉部保養，油性、混合、痘痘肌膚，及肝、膽引起之肌膚問題。

精油：依蘭精油
　　　桉油醇迷迭香精油
　　　芳樟精油
　　　絲柏精油

植物油：榛果油
　　　　金盞菊油
　　　　月見草油

純露：鼠尾草純露
　　　玫瑰純露
　　　薰衣草純露

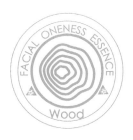

火 臉部合一精萃露

適用於五行中火形人臉部保養，美白、斑點、晦暗肌膚，及心、小腸引起之肌膚問題。

精油：高地薰衣草精油

永久花精油

佛手柑精油

山雞椒精油

植物油：甜杏仁油

玫瑰籽油

雷公根油

純 露：快樂鼠尾草純露

沉香醇百里香純露

岩玫瑰純露

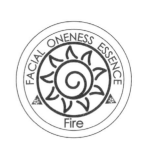

土 臉部合一精萃露

適用於五行中土形人臉部保養，眼部、老化肌膚，及脾、胃引起的肌膚問題。

精油：永久花精油

花梨木精油

桉油醇迷迭香精油

檸檬精油

植物油：玫瑰籽油

小麥胚芽油

榛果油

純露：永久花純露

月桂純露

香蜂草純露

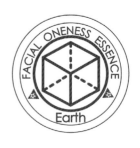

金 臉部合一精萃露

適用於五行中金形人臉部保養，敏感、脆弱、微血管肌膚，及肺、大腸引起之肌膚問題。

精油：羅馬洋甘菊精油

　　　玫瑰精油

　　　高地薰衣草精油

　　　香桃木精油

植物油：金盞菊油

　　　　聖約翰草油

　　　　雷公根油

純露：香蜂草純露

　　　香桃木純露

　　　永久花純露

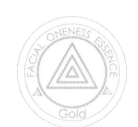

水 臉部合一精萃露

適用於五行中水形人臉部保養，保濕、缺水、乾燥肌膚，及腎、膀胱引起之肌膚問題。

精油：高地薰衣草精油

　　　玫瑰天竺葵精油

　　　桉油醇迷迭香精油

　　　乳香精油

植物油：榛果油

　　　　雷公根油

　　　　澳洲堅果油

純露：杜松純露

　　　側柏醇百里香純露

　　　薰衣草純露

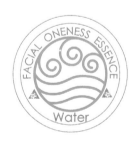

木 身體合一植萃露

適用於五行中木形人身體按摩油，及肝、膽、神經、內分泌、女性保健。

精油：香蜂草精油

　　　薑精油

　　　甜茴香精油

　　　絲柏精油

植物油：甜杏仁油

　　　　月見草油

　　　　山金車油

純露：永久花純露

　　　迷迭香純露

　　　側柏醇百里香純露

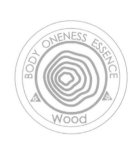

火 身體合一植萃露

適用於五行中火形人身體按摩油，及心、小腸、消化、心循環保健。

精油：高地薰衣草精油

　　　快樂鼠尾草精油

　　　檸檬香茅精油

　　　沉香醇百里香精油

植物油：榛果油

　　　　甜杏仁油

　　　　澳洲堅果油

純露：高地薰衣草純露

　　　橙花純露

　　　玫瑰純露

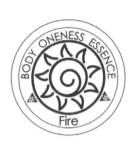

土 身體合一植萃露

適用於五行中土形人身體按摩油，及脾、胃、免疫、肌肉痠痛保健。

精油：豆蔻精油

　　　沉香醇百里香精油

　　　茶樹精油

　　　永久花精油

植物油：甜杏仁油

　　　　小麥胚芽油

　　　　向日葵油

純露：迷迭香純露

　　　永久花純露

　　　橙花純露

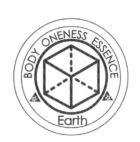

金 身體合一植萃露

適用於五行中金形人身體按摩油，及肺、大腸、呼吸、睡眠、敏感、兒童保健。

精油：纈草精油

　　　沉香醇百里香精油

　　　羅馬洋甘菊精油

　　　檸檬尤加利精油

植物油：向日葵油

　　　　月見草油

　　　　雷公根油

純露：鼠尾草純露

　　　洋甘菊純露

　　　薰陸香純露

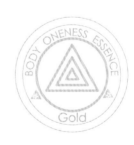

水 身體合一植萃露

適用於五行中水形人身體按摩油，及腎、膀胱、淋巴代謝、生殖、泌尿保健。

精油：杜松精油

　　　高地薰衣草精油

　　　苦橙葉精油

　　　香桃木精油

植物油：向日葵油

　　　榛果油

　　　雷公根油

純露：香桃木純露

　　　玫瑰純露

　　　橙花純露

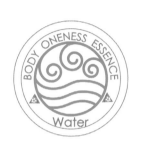

6 易醫芳療的對症與五行精油的處方

在易醫芳療的概念中，

我們可以從生理的九大系統，

去瞭解每個系統其真正的生理症狀。

從了解五行與生理的對應，

就能夠從中去找到適合的五行精油，

讓我們在日常生活中去保健。

所以，我們可以根據生理的各個症狀選擇五行精油。

從局部的使用到整體的調理，

在安全的原則下內服外用，

在「生理的內五行」以及「整體環境的外五行」的對應中，

找到適合我們的調理保健方式，

就能夠落實五行精油在於身心調理的真正意義。

內五行

人體──五臟、五腑、五官、形體、情志

1. 五臟：	2. 五腑：	3. 五官：	4. 形體：	5. 情志：
木─肝	木─膽	木─目	木─筋	木 - 怒
火─心	火─小腸	火─舌	火─脈	火 - 喜
土─脾	土─胃	土─口	土─肉	土 - 思
金─肺	金─大腸	金─鼻	金─皮	金 - 悲
水─腎	水─膀胱	水─耳	水─骨	水 - 恐

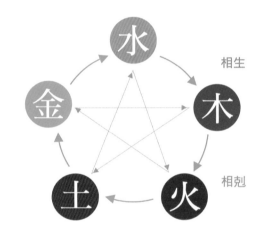

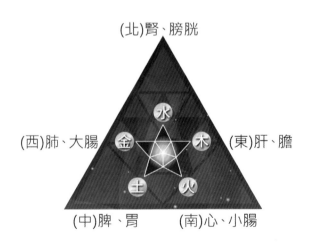

外五行

自然界 - 五季、五方、五氣、五色、五味

1. 五季：
木－春
火－夏
土－長夏
金－秋
水－冬

2. 五方：
木－東
火－南
土－中
金－西
水－北

3. 五氣：
木－風
火－暑
土－濕
金－燥
水－寒

4. 五色：
木－青
火－赤
土－黃
金－白
水－黑

5. 五味：
木－酸
火－苦
土－甘
金－辛
水－鹹

五行精油症狀處方

1. 神經系統

神經系統			
症狀	局部塗抹		口服－純露
	金身體按摩 20ml 火薰泡精油 10 滴　或 腰腹肩頸腳底 一日數次	金身體合一植萃露 20ml 火薰泡精油 5 滴	金純露 火純露 每次各 5ml 一日數次
1. 多夢、失眠	全身塗抹		擴香－薰泡
	金身體按摩油 25ml 金純露 25ml　　或 金薰泡精油 10 滴 調和使用	金身體合一植萃露 25ml 金純露 25ml 金薰泡精油 5 滴	金薰泡精油 擴香泡澡 6-8 滴
症狀	局部塗抹		口服－純露
	火身體按摩油 10ml 火薰泡精油 8 滴　或 腰腹肩頸腳底 一日數次	火身體合一植萃露 10ml 火薰泡精油 4 滴	土純露 火純露 每次各 5ml 一日數次
2. 頭痛	全身塗抹		擴香－薰泡
	火身體按摩油 30ml 火純露 20ml　　或 火薰泡精油 8 滴 調和使用一日數次	火身體合一植萃露 30ml 火純露 20ml 火薰泡精油 4 滴	火薰泡精油 擴香泡澡 6-8 滴

2. 生殖系統

生殖系統

症狀	局部塗抹		口服－純露
1. 經痛	木身體按摩油 10ml 火臉部用油 10ml 火薰泡精油 20 滴 塗抹腰腹肩頸	或	木身體合一植萃露 10ml 火臉部合一精萃露 10ml 火薰泡精油 10 滴	木純露 火純露 每次各 5ml 一日數次
	全身塗抹		擴香－薰泡
	1. 木身體按摩油 30ml 火純露 20ml 火薰泡精油 20 滴 2. 火身體按摩油 30ml 金純露 20ml 火薰泡精油 20 滴	或 或	木身體合一植萃露 30ml 火純露 20ml 火薰泡精油 10 滴 火身體合一植萃露 30ml 金純露 20ml 火薰泡精油 10 滴	火薰泡精油 金薰泡精油 各 3-5 滴擴香泡澡

症狀	局部塗抹		口服－純露
2. 陰道炎	木身體按摩 10ml 水身體按摩 10ml 土薰泡精油 8 滴 塗抹腰腹患部	或	木身體合一植萃露 10ml 水身體合一植萃露 10ml 土薰泡精油 4 滴	木純露 火純露 每次各 5ml 一日數次
	全身塗抹		擴香－薰泡
	水身體按摩油 25ml 木純露 25ml 土薰泡精油 20 滴	或	水身體合一植萃露 25ml 木純露 25ml 土薰泡精油 10 滴	木薰泡精油 土薰泡精油 各 3-5 滴擴香泡澡

症狀	局部塗抹		口服－純露
3. 經期不順	木身體按摩油 10ml 火身體按摩油 10ml 火薰泡精油 20 滴 腰腹腳底	或	木身體合一植萃露 10ml 火身體合一植萃露 10ml 火薰泡精油 10 滴	木純露 土純露 每次各 5ml 一日數次
	全身塗抹		擴香－薰泡
	木身體按摩油 30ml 木純露 20ml 火薰泡精油 20 滴	或	木身體合一植萃露 30ml 木純露 20ml 火薰泡精油 10 滴	木薰泡精油早上 金薰泡精油晚上 6-8 滴擴香泡澡

3. 骨骼系統

骨骼系統			
症狀	局部塗抹		口服－純露
1. 坐骨神經痛	火身體按摩油 10ml 火臉部用油 10ml 火薰泡精油 20 滴	或 火身體合一植萃露 10ml 火臉部合一精萃露 10ml 火薰泡精油 10 滴 腰腹患部一日數次	火純露 金純露 每次各 5ml 一日數次
	全身塗抹		擴香－薰泡
	木身體按摩油 30ml 金純露 20ml 金薰泡精油 20 滴	或 木身體合一植萃露 30ml 金純露 20ml 金薰泡精油 10 滴	木薰泡精油早上 水薰泡精油晚上 6-8 滴擴香泡澡
症狀	局部塗抹		口服－純露
2. 風濕關節炎	水身體按摩油 10ml 金身體按摩油 10ml 水薰泡精油 20 滴	或 木身體合一植萃露 10m 金身體合一植萃露 10ml 水薰泡精油 10 滴 腰腹患部一日數次	金純露 水純露 每次各 5ml 一日數次
	全身塗抹		擴香－薰泡
	木身體按摩油 30ml 土純露 20ml 水薰泡精油 20 滴	或 木身體合一植萃露 30ml 土純露 20ml 水薰泡精油 10 滴	水薰泡精油早上 金薰泡精油晚上 6-8 滴擴香泡澡

4. 呼吸系統

呼吸系統			
症狀	**局部塗抹**		**口服－純露**
1. 支氣管炎、咳嗽、化痰	金身體按摩油 10ml 木臉部用油 10ml 水薰泡精油 2 滴 或	身體合一植萃露 10ml 木臉部精萃露 10ml 水薰泡精油 1 滴 胸口腹部一日數次	金純露 土純露 每次各 5ml 一日數次
	全身塗抹		**擴香－薰泡**
	金身體按摩油 30ml 金純露 20ml 金薰泡精油 20 滴 或	金身體合一植萃露 30ml 金純露 20ml 金薰泡精油 10 滴	水薰泡精油＋ 土薰泡精油早上 金薰泡精油＋ 火薰泡精油晚上 各 3-5 滴擴香泡澡
症狀	**局部塗抹**		**口服－純露**
2. 鼻塞、鼻竇炎	木臉部用油 10ml 水薰泡精油 10 滴 或	木臉部合一精萃露 10ml 水薰泡精油 5 滴 鼻腔胸口一日數次	金純露 水純露 每次各 5ml 一日數次
	全身塗抹		**擴香－薰泡**
	土身體按摩油 30ml 金純露 20ml 土薰泡精油 20 滴 或	土身體合一植萃露 30ml 金純露 20ml 土薰泡精油 10 滴	木薰泡精油早上 火薰泡精油晚上 6-8 滴擴香泡澡

5. 消化系統

消化系統			
症狀	**局部塗抹**		**口服－純露**
1. 脹氣	木身體按摩油 10ml 土身體按摩油 10ml　或 土薰泡精油 20 滴 腰腹一日數次	土身體合一植萃露 10ml 土身體合一植萃露 10ml 土薰泡精油 10 滴	火純露 土純露 每次各 5ml 一日數次
	全身塗抹		**擴香－薰泡**
	土身體按摩油 30ml 金純露 20ml　或 土薰泡精油 20 滴	土身體合一植萃露 30ml 金純露 20ml 土薰泡精油 10 滴	水薰泡精油早上 木薰泡精油晚上 6-8 滴擴香泡澡
症狀	**局部塗抹**		**口服－純露**
2. 腹瀉	土身體按摩油 10ml 水身體按摩油 10ml　或 水薰泡精油 20 滴 腰腹一日數次	土身體合一植萃露 10ml 水身體合一植萃露 10ml 水薰泡精油 10 滴	金純露 木純露 每次各 5ml 一日數次
	全身塗抹		**擴香－薰泡**
	木身體按摩油 30ml 火純露 20ml 水薰泡精油 20 滴　或 土薰泡精油 20 滴	木身體合一植萃露 30ml 火純露 20ml 水薰泡精油 10 滴 土薰泡精油 10 滴	水薰泡精油早上 火薰泡精油晚上 6-8 滴擴香泡澡
症狀	**局部塗抹**		**口服－純露**
3. 便秘	木身體按摩油 10ml 金臉部用油 10ml　或 木薰泡精油 20 滴 腰腹尾椎一日數次	木身體合一植萃露 10ml 金臉部合一精萃露 10ml 木薰泡精油 10 滴	木純露 金純露 每次各 5ml 一日數次
	全身塗抹		**擴香－薰泡**
	木身體按摩油 15ml 火身體按摩油 15ml 木純露 20ml　或 木薰泡精油 10 滴 水薰泡精油 10 滴	木身體合一植萃露 15ml 火身體合一植萃露 15ml 木純露 20ml 木薰泡精油 5 滴 水薰泡精油 5 滴	水薰泡精油早上 火薰泡精油晚上 6-8 滴擴香泡澡

6. 泌尿系統

泌尿系統

症狀	局部塗抹		口服－純露
	木身體按摩油 10ml 火臉部用油 10ml 水薰泡精油 2 滴	或 木身體合一植萃露 10ml 火臉部合一精萃露 10ml 水薰泡精油 1 滴	木純露 火純露 每次各 5ml 一日數次
1. 糖尿病	腰腹腳底 一日數次		
	全身塗抹		**擴香－薰泡**
	水身體按摩油 15ml 金身體按摩油 15ml 土純露 20ml 水薰泡精油 10 滴 土薰泡精油 10 滴	或 水身體合一植萃露 15ml 金身體合一植萃露 15ml 土純露 20ml 水薰泡精油 5 滴 土薰泡精油 5 滴	水薰泡精油早上 土薰泡精油晚上 6-8 滴擴香泡澡
症狀	局部塗抹		口服－純露
	水身體按摩油 10ml 金身體按摩油 10ml 土薰泡精油 10 滴 火薰泡精油 10 滴	或 水身體合一植萃露 10ml 金身體合一植萃露 10ml 土薰泡精油 5 滴 火薰泡精油 5 滴	木純露 水純露 每次各 5ml 一日數次
2. 泌尿道感染、 膀胱炎	腰腹患部 一日數次		
	全身塗抹		**擴香－薰泡**
	土身體按摩油 15ml 水身體按摩油 15ml 火純露 10ml 水純露 10ml	或 土身體合一植萃露 15ml 水身體合一植萃露 15ml 火純露 10ml 水純露 10ml	木薰泡精油早上 火薰泡精油晚上 6-8 滴擴香泡澡

7. 內分泌系統

內分泌系統			
症狀	**局部塗抹**		**口服－純露**
1. 內分泌失調、經期不順	木身體按摩油 10ml 金臉部用油 10ml 木薰泡精油 10 滴 火薰泡精油 10 滴 或	木身體合一植萃露 10ml 金臉部合一精萃露 10ml 木薰泡 5 滴 火薰泡精油 5 滴	木純露 土純露 每次各 5ml 一日數次
	腰腹腳底一日數次		
	全身塗抹		**擴香－薰泡**
	木身體按摩油 15ml 水身體按摩油 15ml 金純露 20ml 金薰泡精油 20 滴 或	木身體合一植萃露 15ml 水身體合一植萃露 15ml 金純露 20ml 金薰泡精油 10 滴	木薰泡精油早上 金薰泡精油晚上 6-8 滴擴香泡澡
症狀	**局部塗抹**		**口服－純露**
2. 更年期	白天 木身體按摩油 20ml 或 火薰泡精油 20 滴 晚上 火身體按摩油 20ml 或 火薰泡精油 20 滴	木身體合一植萃露 20ml 火薰泡精油 10 滴 火身體合一植萃露 20ml 火薰泡精油 10 滴	木純露 + 金純露或 火純露 + 土純露 每次各 5ml 一日數次
	腰腹腳底一日數次		
	全身塗抹		**擴香－薰泡**
	木身體按摩油 15ml 火身體按摩油 15ml 火純露 20ml 火薰泡精油 20 滴 或	木身體合一植萃露 15ml 火身體合一植萃露 15ml 火純露 20ml 火薰泡精油 10 滴	火薰泡精油早上 金薰泡精油晚上 6-8 滴擴香泡澡

8. 免疫系統

免疫系統

症狀	局部塗抹		口服－純露
	土身體按摩油 10ml 金身體按摩油 10ml 土薰泡精油 10 滴 水薰泡精油 10 滴	或	土身體合一植萃露 10ml 金身體合一植萃露 10ml 土薰泡精油 5 滴 水薰泡精油 5 滴	木純露 金純露 土純露 每次各 5ml 一日數次
	胸腰腹腳底一日數次		
1. 病毒流感	全身塗抹		擴香－薰泡
	金身體按摩油 15ml 土身體按摩油 15ml 金純露 20ml 土薰泡精油 10 滴 金薰泡精油 10 滴	或	金身體合一植萃露 15ml 土身體合一植萃露 15ml 金純露 20ml 土薰泡精油 5 滴 金薰泡精油 5 滴	土薰泡精油早上 金薰泡精油晚上 6-8 滴擴香泡澡
症狀	局部塗抹		口服－純露
	土身體按摩油 20ml 土薰泡精油 20 滴 金身體按摩油 20ml 火薰泡精油 20 滴	或	土身體合一植萃露 20ml 土薰泡精油 10 滴 金身體合一植萃露 20ml 火薰泡精油 10 滴	土純露＋金純露或 火純露＋木純露 每次各 5ml 一日數次
	胸腰腹肩頸腳底 一日數次		
2. 提升免疫	全身塗抹		擴香－薰泡
	土身體按摩油 30ml 火純露 20ml 火薰泡精油 20 滴 火身體按摩油 20ml 金純露 20ml 土薰泡精油 20 滴	或	土身體合一植萃露 30ml 火純露 20ml 火薰泡精油 10 滴 火身體合一植萃露 20ml 金純露 20ml 土薰泡精油 10 滴	水薰泡精油早上 土薰泡精油晚上 6-8 滴擴香泡澡

9. 循環系統

循環系統			
症狀	局部塗抹		口服－純露
1. 靜脈曲張	木身體按摩油 20ml 水薰泡精油 20 滴　或 腰腹患部一日數次	木身體合一植萃露 20ml 水薰泡精油 10 滴	木純露 水純露 每次各 5ml 一日數次
	全身塗抹		擴香－薰泡
	水身體按摩油 30ml 水純露 20ml　　或 水薰泡精油 20 滴	水身體合一植萃露 30ml 水純露 20ml 水薰泡精油 10 滴	木薰泡精油早上 水薰泡精油晚上 6-8 滴擴香泡澡
症狀	局部塗抹		口服－純露
2. 水腫	火身體按摩油 20ml 木薰泡精油 20 滴　或 腰腹腳底一日數次	火身體合一植萃露 20ml 木薰泡精油 10 滴	金純露 火純露 每次各 5ml 一日數次
	全身塗抹		擴香－薰泡
	水身體按摩油 30ml 木純露 20ml 水純露 20ml　　或 木薰泡精油 20 滴	水身體合一植萃露 30ml 木純露 20ml 水純露 20ml 木薰泡精油 10 滴	土薰泡精油早上 金薰泡精油晚上 6-8 滴擴香泡澡
症狀	局部塗抹		口服－純露
3. 疲勞痠痛	水身體按摩油 20ml 火薰泡精油 10 滴　或 木薰泡精油 10 滴 腰腹肩頸腳底 一日數次	水身體合一植萃露 20ml 火薰泡精油 5 滴 木薰泡精油 5 滴	火純露 土純露 每次各 5ml 一日數次
	全身塗抹		擴香－薰泡
	木身體按摩油 30ml 木純露 20m 木薰泡精油 10 滴　或 火薰泡精油 10 滴	木身體合一植萃露 30ml 木純露 20ml 木薰泡精油 5 滴 火薰泡精油 5 滴	水薰泡精油早上 火薰泡精油晚上 6-8 滴擴香泡澡

10. 肌肉系統

肌肉系統

症狀	局部塗抹		口服－純露
1. 腰酸背痛、肩頸僵硬	土身體按摩油 20ml 火薰泡精油 10 滴 金薰泡精油 10 滴	或 土身體合一植萃露 20ml 火薰泡精油 5 滴 金薰泡精油 5 滴 肩頸腰背腳底一日數次	金純露 火純露 每次各 5ml 一日數次
	全身塗抹		**擴香－薰泡**
	木身體按摩油 15ml 水身體按摩油 15ml 木純露 20ml 木薰泡精油 20 滴	或 木身體合一植萃露 15ml 水身體合一植萃露 15ml 木純露 20ml 木薰泡精油 10 滴	木薰泡精油早上 金薰泡精油晚上 6-8 滴擴香泡澡
症狀	局部塗抹		口服－純露
2. 拉傷扭傷瘀傷	木身體按摩油 20ml 金薰泡精油 10 滴 火薰泡精油 10 滴	或 木身體合一植萃露 20ml 金薰泡精油 5 滴 火薰泡精油 5 滴 患處一日數次	金純露 木純露 每次各 5ml 一日數次
	全身塗抹		**擴香－薰泡**
	金身體按摩油 15ml 火身體按摩油 15ml 火純露 10ml 水純露 10ml 木薰泡精油 20 滴	或 金身體合一植萃露 15ml 火身體合一植萃露 15ml 火純露 10ml 水純露 10ml 木薰泡精油 10 滴	木薰泡精油早上 土薰泡精油晚上 6-8 滴擴香泡澡

11. 兒童篇

兒童篇			
症狀	局部塗抹		口服－純露
1. 感冒發燒	土身體按摩油 20ml　或　土身體合一植萃露 土薰泡精油 16 滴　　　　土薰泡精油 8 滴 胸腹背腳底 一日數次		火純露 金純露 每次各 5ml　一日數次
	全身塗抹		擴香－薰泡
	土身體按摩油 30ml　　　土身體合一植萃露 30ml 火純露 20ml　　　　　　火純露 20ml 土薰泡精油 10 滴　或　土薰泡精油 5 滴 金薰泡精油 10 滴　　　金薰泡精油 5 滴		土薰泡精油早上 金薰泡精油晚上 6-8 滴擴香泡澡一日數次
症狀	局部塗抹		口服－純露
2. 咳嗽化痰	金身體按摩油 20ml　　　金身體合一植萃露 20ml 金薰泡精油 8 滴　或　金薰泡精油 4 滴 水薰泡精油 8 滴　　　水薰泡精油 4 滴 胸腹背腳底一日數次		金純露 水純露 每次各 5ml　一日數次
	全身塗抹		擴香－薰泡
	金身體按摩油 30ml　　　金身體合一植萃露 30ml 水純露 20ml　　　　　　水純露 20ml 水薰泡精油 10 滴　或　水薰泡精油 5 滴 金薰泡精油 10 滴　　　金薰泡精油 5 滴		水薰泡精油早上 土薰泡精油晚上 6 - 8 滴擴香泡澡一日數次
症狀	局部塗抹		口服－純露
3. 腸病毒抗流感	土身體按摩油 10ml　　　土身體合一植萃露 10ml 金身體按摩油 10ml　　　金身體合一植萃露 10ml 水薰泡精油 8 滴　或　水薰泡精油 4 滴 土薰泡精油 8 滴　　　土薰泡精油 4 滴 胸腹背腳底 一日數次		土純露 火純露 每次各 5ml　一日數次
	全身塗抹		擴香－薰泡
	土身體按摩油 15ml　　　土身體合一植萃露 15ml 金身體按摩油 15ml　　　金身體合一植萃露 15ml 土純露 20ml　　或　土純露 20ml 土薰泡精油 20 滴　　　土薰泡精油 10 滴		木薰泡精油＋ 水薰泡精油早上 土薰泡精油＋ 金薰泡精油晚上 各 3-5 滴泡澡擴香一日數次

症狀	局部塗抹		口服－純露
	土身體按摩油 20ml 水薰泡精油 16 滴	或	土身體合一植萃露 20ml 水薰泡精油 8 滴	土純露 金純露
	胸腹背腳底一日數次		每次各 5ml 一日數次

4. 腹瀉	全身塗抹		擴香 - 薰泡
	金身體按摩油 30ml 土純露 20ml 土薰泡精油 10 滴 水薰泡精油 10 滴	或	金身體合一植萃露 30ml 土純露 20ml 土薰泡精油 5 滴 水薰泡精油 5 滴	水薰泡精油＋ 火薰泡精油早上 土薰泡精油＋ 金薰泡精油晚上 各 3-5 滴泡澡擴香一日數次

症狀	局部塗抹		口服 - 純露
	木身體按摩油 10ml 土身體按摩油 10ml 火薰泡精油 16 滴	或	土身體合一植萃露 10ml 土身體合一植萃露 10ml 火薰泡精油 8 滴	火純露 木純露 每次各 5ml 一日數次
	胸腹背腳底一日數次		

5. 便祕脹氣	全身塗抹		擴香 - 薰泡
	金身體按摩油 30ml 木純露 20ml 木薰泡精油 10 滴 土薰泡精油 10 滴	或	金身體合一植萃露 30ml 木純露 20ml 木薰泡精油 5 滴 土薰泡精油 5 滴	火薰泡精油早上 土薰泡精油晚上 6 - 8 滴擴香泡澡

症狀	局部塗抹		口服 - 純露
	土身體按摩油 20ml 土薰泡精油 8 滴 水薰泡精油 8 滴	或	土身體合一植萃露 20ml 土薰泡精油 4 滴 水薰泡精油 4 滴	土純露 火純露 每次 5ml 一日數次
	胸腹背腳底 一日數次		

6. 提升免疫力	全身塗抹		擴香 - 薰泡
	金身體按摩油 30ml 金純露 20ml 土薰泡精油 20 滴	或	金身體合一植萃露 30ml 金純露 20ml 土薰泡精油 10 滴	土薰泡精油早上 金薰泡精油晚上 6 - 8 滴擴香泡澡

12. 掉髮、濕疹、皮膚病

其他			
症狀	局部塗抹		口服 - 純露
1. 掉髮	水身體按摩油 10ml 木身體按摩油 10ml 木薰泡精油 15 滴 火薰泡精油 15 滴 胸腹肩頸腳底患部一日數次	或	水身體合一植萃露 10ml 木身體合一植萃露 10ml 木薰泡精油 7 滴 火薰泡精油 7 滴	土純露 水純露 每次各 5ml 一日數次
	全身塗抹		擴香 - 薰泡
	土身體按摩油 15ml 水身體按摩油 15ml 木純露 20ml 火薰泡精油 20 滴	或	土身體合一植萃露 15ml 水身體合一植萃露 15ml 木純露 20ml 火薰泡精油 10 滴	木薰泡精油早上 火薰泡精油晚上 6-8 滴泡澡擴香
症狀	局部塗抹		口服 - 純露
2. 濕疹、皮膚癢	火臉部用油 10ml 金身體按摩油 10ml 木薰泡精油 20 滴 腰腹肩頸腳底局部一日數次	或	火臉部合一精萃露 10ml 金身體合一植萃露 10ml 木薰泡精油 10 滴	火純露 金純露 每次各 5ml 一日數次
	全身塗抹		擴香 - 薰泡
	火身體按摩油 20ml 金臉部用油 10ml 火純露 20ml 火薰泡精油 10 滴 土薰泡精油 10 滴	或	火身體合一植萃露 20ml 金臉部合一精萃露 10ml 火純露 20ml 火薰泡精油 5 滴 土薰泡精油 5 滴	火薰泡精油早上 金薰泡精油晚上 6-8 滴泡澡擴香
症狀	局部塗抹		口服 - 純露
3. 牙痛	火臉部用油 10ml 金臉部用油 10ml 土薰泡精油 10 滴 肩頸患部 一日數次	或	火身體合一植萃露 10ml 金身體合一植萃露 10ml 土薰泡精油 5 滴	火純露 金純露 水純露 每次各 5ml 一日數次
	全身塗抹		擴香 - 薰泡
	火身體按摩油 30ml 火純露 20ml 火薰泡精油 20 滴	或	火身體合一植萃露 30ml 火純露 20ml 火薰泡精油 10 滴	火薰泡精油早上 土薰泡精油晚上 6-8 滴泡澡擴香

13. 肥胖

其他 症狀	局部塗抹		口服 - 純露
	木身體按摩油 10ml 水身體按摩油 10ml 木薰泡精油 15 滴 水薰泡精油 15 滴	或 木身體合一植萃露 10ml 水身體合一植萃露 10ml 木薰泡精油 7 滴 水薰泡精油 7 滴	木純露 水純露 土純露 每次各 5ml 一日數次
	腹腰肩頸腳底 一日數次		
	全身塗抹		擴香 - 薰泡
4. 肥胖	木身體按摩油 10ml 火身體按摩油 10ml 水身體按摩油 10 ml 木純露 10ml 水純露 10ml 木薰泡精油 15 滴 金薰泡精油 15 滴	或 木身體合一植萃露 10ml 火身體合一植萃露 10ml 水身體合一植萃露 10ml 木純露 10ml 水純露 10ml 木薰泡精油 7 滴 金薰泡精油 7 滴	木薰泡精油＋ 火薰泡精油早上 土薰泡精油＋ 金薰泡精油晚上 各 3-5 滴泡澡擴香

14. 皮膚篇 1

皮膚篇			
症狀	局部塗抹		口服 - 純露
1. 敏感、過敏、微血管曲張	火臉部用油 10ml 金臉部用油 20ml　或 火薰泡精油 10 滴 臉部及患部早晚使用	火臉部合一精萃露 10ml 金臉部合一精萃露 20ml 火薰泡精油 5 滴	火純露 土純露 金純露 每次各 5ml 一日數次
	全身塗抹		擴香 - 薰泡
	木身體按摩油 15ml 火身體按摩油 15ml 火純露 10ml　或 金純露 10ml 火薰泡精油 20 滴	木身體合一植萃露 15ml 火身體合一植萃露 15ml 火純露 10ml 金純露 10ml 火薰泡精油 10 滴	火薰泡精油早上 金薰泡精油晚上 6-8 滴泡澡擴香
症狀	局部塗抹		口服 - 純露
2. 痘痘、粉刺、油性	木臉部用油 20ml 金臉部用油 10ml　或 土薰泡精油 10 滴 臉部及患部早晚使用	木臉部合一精萃露 20ml 金臉部合一精萃露 10ml 土薰泡精油 5 滴	木純露 土純露 水純露 每次 5ml 一日數次
	全身塗抹		擴香 - 薰泡
	木身體按摩油 15ml 水身體按摩油 15ml 木純露 20ml　或 木薰泡精油 10 滴 水薰泡精油 10 滴	木身體合一植萃露 15ml 水身體合一植萃露 15ml 木純露 20ml 木薰泡精油 5 滴 水薰泡精油 5 滴	木薰泡精油早上 金薰泡精油晚上 6-8 滴泡澡擴香
症狀	局部塗抹		口服 - 純露
3. 保濕缺水	水臉部用油 20ml 土臉部用油 10ml　或 水薰泡精油 10 滴 臉部及患部早晚使用	水臉部合一精萃露 20ml 土臉部合一精萃露 20ml 水薰泡精油 5 滴	木純露 火純露 水純露 每次各 5ml 一日數次
	全身塗抹		擴香 - 薰泡
	木身體按摩油 15ml 土身體按摩油 15ml 水純露 20ml　或 木薰泡精油 20 滴	木身體合一植萃露 15ml 土身體合一植萃露 15ml 水純露 20ml 木薰泡精油 10 滴	水薰泡精油早上 火薰泡精油晚上 6 - 8 滴泡澡擴香

14. 皮膚篇 2

皮膚篇

症狀	局部塗抹		口服 - 純露
	火臉部用油 20ml		木純露
	金臉部用油 10ml 或	火臉部合一精萃露 20ml 金臉部合一精萃露 10ml	金純露
	土薰泡精油 10 滴	土薰泡精油 5 滴	水純露
	臉部及患部早晚使用		每次各 5ml 一日數次
4. 美白、斑點、 暗沉肌膚	全身塗抹		擴香 - 薰泡
	木身體按摩油 15ml	木身體合一植萃露 15ml	木薰泡精油＋
	火身體按摩油 15ml	火身體合一植萃露 15ml	水薰泡精油早上
	水純露 20ml 或	水純露 20ml	土薰泡精油 2 ＋
	火薰泡精油 10 滴	火薰泡精油 5 滴	金 薰泡精油晚上
	水薰泡精油 10 滴	水薰泡精油 5 滴	各 3-5 滴泡澡擴香
症狀	局部塗抹		口服 - 純露
	土臉部用油 20ml		木純露
	金臉部用油 10ml 或	土臉部合一精萃露 20ml 金臉部合一精萃露 10ml	土純露
	火薰泡精油 8 滴	火薰泡精油 4 滴	金純露
	眼部及患部早晚使用		每次各 5ml 一日數次
5. 眼部、抗衰老	全身塗抹		擴香 - 薰泡
	土身體按摩油 15ml	土身體合一植萃露 15ml	
	水身體按摩油 15ml	水身體合一植萃露 15ml	木薰泡精油早上
	土純露 20ml 或	土純露 20ml	土薰泡精油晚上
	木薰泡精油 10 滴	木薰泡精油 5 滴	6-8 滴泡澡擴香
	水薰泡精油 10 滴	水薰泡精油 5 滴	

皮膚篇			
症狀	**局部塗抹**		**口服 - 純露**
	火臉部用油 20ml 金臉部用油 10ml　或 土薰泡精油 10 滴	火臉部合一精萃露 20ml 金臉部合一精萃露 10ml 土薰泡精油 5 滴	木純露 金純露 水純露
	臉部及患部早晚使用		每次各 5ml　一日數次
4. 美白、斑點、暗沉肌膚	**全身塗抹**		**擴香 - 薰泡**
	木身體按摩油 15ml 火身體按摩油 15ml 水純露 20ml　或 火薰泡精油 10 滴 水薰泡精油 10 滴	木身體合一植萃露 15ml 火身體合一植萃露 15ml 水純露 20ml 火薰泡精油 5 滴 水薰泡精油 5 滴	木薰泡精油＋ 水薰泡精油早上 土薰泡精油 2 ＋ 金薰泡精油晚上 各 3-5 滴泡澡擴香
症狀	**局部塗抹**		**口服 - 純露**
	土臉部用油 20ml 金臉部用油 10ml　或 火薰泡精油 8 滴	土臉部合一精萃露 20ml 金臉部合一精萃露 10ml 火薰泡精油 4 滴	木純露 土純露 金純露
	眼部及患部早晚使用		每次各 5ml　一日數次
5. 眼部、抗衰老	**全身塗抹**		**擴香 - 薰泡**
	土身體按摩油 15ml 水身體按摩油 15ml 土純露 20ml　或 木薰泡精油 10 滴 水薰泡精油 10 滴	土身體合一植萃露 15ml 水身體合一植萃露 15ml 土純露 20ml 木薰泡精油 5 滴 水薰泡精油 5 滴	木薰泡精油早上 土薰泡精油晚上 6-8 滴泡澡擴香

五行精油臨床個案

　　易醫與芳療的專業知識博大精深與浩瀚，值得去探究與學習，將其運用在日常生活，在預防醫學及養生保健上，會是重要的趨勢。真正知識的傳承必須實踐在平常的生活，因此使用五行精油的科學性臨床實證，就相對的重要。植物精油的使用，歷經了長久的醫學臨床佐證，確實在許多疾病及生理症狀上有很好的功效。

　　使用精油的前後，如果透過一些輔助的儀器檢測，可以帶來很好的幫助。如生物能量共振頻率的檢測儀器，能夠在植物精油使用的前後，從中去觀察精油在身體的變化。藉由科學性的生物能量共振頻率，如量子五行頻譜儀的檢測，讓我們證實使用五行精油對身心的改變。這學術性的檢測數據，能提供最實質的依據，在平日精油的養生保健上，給予我們最有力的依循方向。

　　除了透過這些科學儀器的檢測，精油也可以和一些儀器搭配使用，如遠紅外線治療儀、溫灸儀、電脈衝擊量子經絡能量儀……等，或是和電位差的能量治療儀器輔助運用，就能夠協助在精油的使用上，達到相輔相成的功效以及最全面的調理。

量子五行頻譜儀
Bio Feedback Spectrometer
類微型核磁共振儀（**3DMRA**）

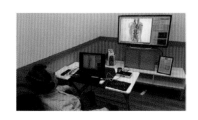
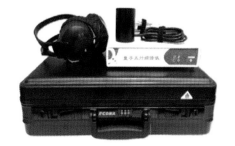

五行精油種類	木土金薰泡、木臉部合一精萃露、木水身體按摩油、木土純露

編號	01	主述	疲倦、食欲不振
年齡	46	性別	男

現況

1. 體重過重，常感疲倦、易喘。
2. 身體檢查發現有脂肪肝。
3. 食欲不振。

使用方式

1. 早上使用木薰泡精油擴香，晚上使用土金薰泡精油擴香。
2. 木臉部合一精萃露擦太陽穴及耳朵後側，木水身體按摩油擦腹腰肩頸腳底一日數次。
3. 木水土純露一日數次 5ml 加入飲用水中使用。
4. 泡澡時先以木水按摩油擦全身，並在泡澡時滴入木火薰泡精油各 3-5 滴於水中。
5. 配合電位治療器，每天 1 小時調整身體電位差。

回饋

1 先進行頻譜圖檢測，紀錄如下圖。
2. 使用 1 星期，精神體力感覺進步很多、胃口增加。
3. 使用 2 星期，腰圍有縮小，體力也有進步。
4. 使用 1 個月，精神體力更好，疲倦感減輕約 5 成。
5. 使用 2 個月，再次檢測，頻譜改變如下圖，並持續使用中。

能量轉變

1. 金木土系列精油，活化肝臟周圍能量。
2. 體重減輕，也加速身體代謝，肝臟的能量頻譜也改變。
3. 配合按摩、泡澡、擴香等，可以有效發揮精油效能。
4. 精神狀況越來越好，食欲正常，脂肪肝引起的疲倦感降低。

量子五行頻譜儀

使用前／肝臟後視頻譜圖	使用後／肝臟後視頻譜圖

 表示目前該部位非常活躍（新生狀態）　 該處現為最佳的理想狀態（標準狀態）　 生理機能暫緩（受阻狀態）　 生理機能減弱（衰弱狀態）　 生理機能異常（失調狀態）　 生理調節機能嚴重異常明顯病理狀態（受損狀態）

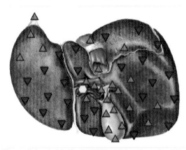 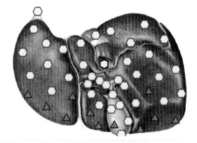

此為使用精油前後頻譜圖檢測，無醫療建議，身體狀況請交由醫生診斷醫治。

五行精油種類　　金木薰泡、火木身體按摩油、土身體植萃露、木土純露

編號　02　　主述　坐骨神經痛、腳麻痛

年齡　30　　性別　男

現況

1. 左腳坐骨神經痛，長年左腳麻痛。
2. 做過復健、牽引、脊椎矯正、推拿等效果皆是兩三天到一星期左右就再復發。
3. 半夜常會痛醒，久坐久蹲就會麻痛。

使用方式

1. 早上使用土身體按摩油，擦於左腿坐骨神經處及酸麻痛部位。
2. 白天使用木薰泡精油擴香，並且在飲用水中滴入 6-8 滴土純露，下午使用火身體按摩油及土身體植萃露擦於左腿坐骨神經處及酸麻痛部。
3. 晚上洗完澡時先使用木身體按摩油擦全身，並於水裡面加入金薰泡精油，配合木純露飲用。
4. 輪流交換使用火木土身體按摩油及薰泡純露精油。
5. 配合遠紅外線溫炙儀，每天半小時於痛處調整身體狀況。

回饋

1. 先進行頻譜圖檢測，紀錄如下圖。
2. 使用 2 天，明顯感覺痛感降低。
3. 夜晚痛醒次數越來越少。
4. 用 2 個星期，走路順暢很多。
5. 腳活動力越來越好，久蹲坐麻痛感減低。
6. 使用 1 個月，活動力更加順暢，再次檢測，頻譜改變如下圖，持續使用當中。

能量轉變量子五行頻譜儀

1. 木土精油對於酸痛保健有很好的活血效果。
2. 配合按摩、泡澡、擴香等，可以有效發揮精油效能。
3. 活動力越發順暢，讓使用者越來越有信心，生活困擾降低。

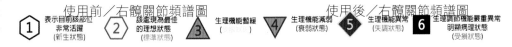

使用前／右髖關節頻譜圖　　　　　　　　　　使用後／右髖關節頻譜圖

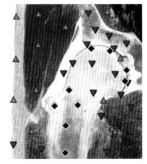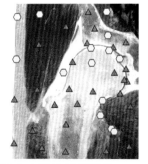

此為使用精油前後頻譜圖檢測，無醫療建議，身體狀況請交由醫生診斷醫治。

五行精油種類　　金火土薰泡、火臉部用油、木水按摩油、木土純露

| 編號 | 03 | 主述 | 經痛、陰道炎 |

年齡　38　　性別　女

現況
1. 每月 MC 來都伴隨劇烈腹痛。
2. 私密處常有不明原因感染及分泌物，看過醫生吃藥後，都反覆再發。
3. 手腳容易冰冷。

使用方式
1. 早上使用金薰泡精油擴香，並用火臉部用油利於吸收。
2. 起床後用木按摩油全身擦拭，晚上洗澡後用水按摩油。
3. 木水身體按摩油擦於腹腰肩頸腳底一日數次。
4. 木土純露一日數次 5ml 加入飲用水中使用。
5. 泡澡時先以木火按摩油擦全身，並在泡澡時滴入火土薰泡精油各 3-5 滴於水中。
6. 配合電位治療器，每天 1 小時調整身體電位差。

回饋
1. 先進行頻譜圖檢測，紀錄如下圖。
2. 使用 3 天，私密處分泌物減少約 8 成。
3. 使用 1 星期，經痛狀況已明顯減低。
4. 使用 1 個月，MC 來時，痛感減少約一半左右。
5. 使用 2 個月，再次檢測，頻譜改變如下圖，並持續使用中。

能量轉變量子五行頻譜儀
1. 木系列精油，提升女性保健並激發細胞能量。
2. 四肢較不冰冷後，循環變好，帶動婦科更為順暢。
3. 配合按摩、泡澡、擴香等，內外一起調整，更有效發揮精油效能。
4. 腹部能量頻譜開始轉變，身體舒適度也越來越好。

　　　　使用前／女性部位頻譜圖　　　　　　　　使用後／女性部位頻譜圖

 表示目前該部位非常活躍（新生狀態） 該處現為最佳的理想狀態（標準狀態） 生理機能暫緩（受限狀態） 生理機能減弱（衰弱狀態） 生理機能異常（失調狀態） 生理調節機能嚴重異常明顯病理狀態（受損狀態）

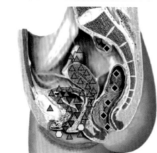 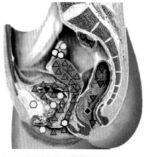

此為使用精油前後頻譜圖檢測，無醫療建議，身體狀況請交由醫生診斷醫治。

五行精油種類	金水薰泡、金木按摩油、水身體合一植萃露、金水土純露

編號 04　主述　風濕關節炎

年齡 32　性別　男

現況
1. 雙腳膝蓋長年疼痛，走路不方便。
2. 兩手肘關節一遇到天冷、吹風就會痠痛。
3. 醫生判定遺傳性風濕關節炎，只能吃藥控制。

使用方式
1. 早上使用金薰泡精油擴香，啟動能量，下午晚上用水薰泡精油擴香。
2. 起床後用金按摩油擦於關節處，木按摩油擦全身，晚上用水身體合一直萃露擦於關節處。
3. 金水土純露一日數次各 5ml，加入飲用水中使用。
4. 每週泡澡兩次，以金木按摩油擦全身，並滴入金水薰泡精油各 3-5 滴於水中。
5. 配合遠紅外線溫灸儀，每天於痛處 20 分鐘調整身體狀況。
6. 配合遠紅外線溫灸儀，每天半小時於關節處調整身體狀況。

回饋
1. 先進行頻譜圖檢測，紀錄如下圖。
2. 使用 1 星期後，走路比較輕鬆。
3. 使用 3 星期後，膝蓋疼痛已經有明顯降低。
4. 使用 1 個月後，手軸關節活動更加靈活。
5. 使用 2 個月後，再次檢測，頻譜改變如下圖，並持續使用中。

能量轉變
1. 木金水系列精油，強化免疫力及心循環，激發啟動身體能量。
2. 提升免疫力後，身體機能明顯變好，長年淤塞的能量逐漸消融。
3. 配合自我按摩、泡澡、擴香等，內外一起調整，生活品質有提升。
4. 手肘肘關節頻譜開始轉變，活動度、舒適度也越來越好。

量子五行頻譜儀

使用前／手肘右側頻譜圖　　　　使用後／手肘右側頻譜圖

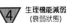

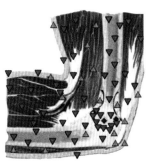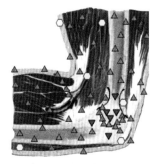

此為使用精油前後頻譜圖檢測，無醫療建議，身體狀況請交由醫生診斷醫治。

五行精油種類　　金水薰泡、火臉部用油、木金按摩油、水身體合一植萃露、土金純露

編號	05	主述　支氣管炎、咳嗽
年齡	56	性別　女

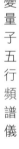

現況

1. 季節變換或者天氣冷，就會一直咳嗽。
2. 咳嗽常常會讓呼吸變淺，有時候感覺吸不到氣。
3. 醫生說是體質關係，支氣管炎，要注意保暖及吃藥控制。

使用方式

1. 白天使用金薰泡精油擴香，晚上用水薰泡擴香。
2. 起床後用火臉部用油擦臉，金按摩油全身擦拭，特別大椎穴多按摩，晚上洗澡後擦木按摩油，重點在命門與胸口。
3. 水身體合一植萃露擦於腹腰肩頸腳底一日數次。
4. 木金純露一日數次 5ml 加入飲用水中使用。
5. 第一週兩天泡澡一次，泡澡時先以木金水按摩油擦全身，並在泡澡時滴入金水薰泡精油各 3-5 滴於水中。

回饋

1. 先進行頻譜圖檢測，紀錄如下圖。
2. 使用 3 天，咳嗽狀況已經減低很多。
3. 使用 1 星期，吸氣時感覺能夠吸得更深。
4. 使用 1 個月，剛好遇到寒流，變得不太容易咳嗽。
5. 使用 2 個月，再次檢測，頻譜改變如下圖，並持續使用中。

能量轉變

1. 金水系列精油，讓呼吸道能量開始啟動。
2. 土水系列精油，順暢中焦，呼吸道能量自然增強。
3. 配合自我穴道按摩、泡澡、擴香等，逐漸加強改變身體能量。
4. 支氣管、肺部能量頻譜開始轉變，身體舒適度也越來越好。

量子五行頻譜儀

使用前／支氣管頻譜圖　　　　　　使用後／支氣管頻譜圖

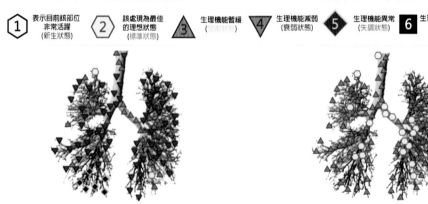

此為使用精油前後頻譜圖檢測，無醫療建議，身體狀況請交由醫生診斷醫治。

五行精油種類　　木水土薰泡、土臉部合一精萃露、木土按摩油、金火土純露

編號	06	主述	胃脹氣

年齡	33	性別	女

現況

1. 每天吃飯後肚子常常脹氣不舒服。
2. 醫生給胃藥吃藥丸或胃乳液後，只能夠稍微舒服一點沒有辦法根治。
3. 脹氣有時候也會伴隨胃食道逆流，喉嚨有灼傷。

使用方式

1. 早上使用土薰泡精油擴香，並用土臉部合一精萃露擦臉。
2. 起床後用木按摩油全身擦拭，晚上洗澡後用土按摩油。
3. 加強木土身體按摩油擦於胃部、命門、胸口處，一日數次。
4. 火土金純露一日數次 5ml 加入飲用水中使用。
5. 泡澡時以木土按摩油擦全身，並滴入目木土水薰泡精油各 3-5 滴於水中。
6. 配合遠紅外線溫炙儀，每天半小時於胃部、足三里穴調整身體狀況。

回饋

1. 先進行頻譜圖檢測，紀錄如下圖。
2. 使用 2 天，脹氣部分已經減輕約 2-3 成。
3. 使用 1 星期，脹氣減輕約 3-5 成，狀況明顯減低。
4. 使用 1 個月，脹氣減輕到 6 成，胃食道逆流比較少發生。
5. 使用 2 個月，再次檢測，頻譜改變如下圖，並持續使用中。

能量轉變

1. 土水系列精油，幫助脾胃能量啟動並暢通中焦。
2. 輔以足三里穴精油按摩，胃部痛感也減輕。
3. 配合自我穴位按摩、泡澡、擴香、慢慢飲食等，胃部脹氣發生率減低。
4. 胃部能量頻譜開始轉變，舒適度也越來越好。

量子五行頻譜儀

使用前／胃脹氣 - 胃前壁頻譜圖　　　　　　使用後／胃脹氣 - 胃前壁頻譜圖

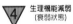

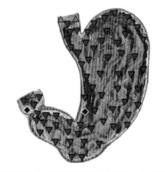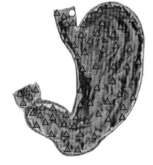

此為使用精油前後頻譜圖檢測，無醫療建議，身體狀況請交由醫生診斷醫治。

五行精油種類　　木土金薰泡、金身體合一植萃露、火金按摩油、火金純露

編號	07	主述	便秘
年齡	48	性別	女

現況

1. 自 32 歲結婚後就一直便秘。
2. 看過中西醫醫生，不論吃哪一種藥都無法根治，大約一星期就又開始便秘。
3. 便秘常常引起肚子脹，感覺很不舒服，MC 也受到影響不規律。

使用方式

1. 早上使用木薰泡精油擴香，金按摩油擦於小腹。
2. 白天木薰泡擴香及火按摩油擦於胸口、大椎穴、命門。
3. 每天數次用金身體合一植萃露擦於腹腰肩頸腳底。
4. 火金純露一日數次 5ml 加入飲用水中使用。
5. 泡澡以火金按摩油擦全身，滴入土薰泡精油各 3-5 滴於水中，一週兩次。
6. 配合遠紅外線溫炙儀，每天半小時於腰部、腹部、膀胱經等持續調整身體狀況。

回饋

1. 先進行頻譜圖檢測，紀錄如下圖。
2. 使用 2 天，便秘狀況減輕，上廁所較輕鬆。
3. 使用 1 星期，平均 2-3 天可以上一次廁所。
4. 使用 1 個月，調整到約 2 天、有時 1 天一次。
5. 使用 2 個月，再次檢測，頻譜改變如下圖，並持續使用中。

能量轉變

1. 木火、金系列精油，讓大腸細胞能量逐漸啟動。
2. 配合每日多喝水，強化身體水分代謝。
3. 經諮商讓個案了解情緒壓易造成身體狀況，也逐漸釋懷自己心中障礙。
4. 配合按摩、泡澡、擴香等，讓內外一起調整，精油效能逐漸發揮。
5. 金水能量頻譜開始轉變，身體舒適度也越來越好。

量子五行頻譜儀

使用前／便秘 - 直腸頻譜圖　　　　　　使用後／便秘 - 直腸頻譜圖

 表示目前該部位非常活躍（新生狀態）
 該處現為最佳的理想狀態（標準狀態）
 生理機能暫緩（受限狀態）
 生理機能減弱（衰弱狀態）
5 生理機能異常（失調狀態）
6 生理調節機能嚴重異常明顯病理狀態（受損狀態）

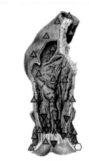 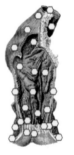

此為使用精油前後頻譜圖檢測，無醫療建議，身體狀況請交由醫生診斷醫治。

五行精油種類	木火土薰泡、土臉部合一精萃露、水臉部用油、土水按摩油、木土金純露
編號	08　主述　飛蚊症
年齡	52　性別　女

現況
1. 眼科檢查確定為飛蚊症，眼睛常常看到浮游的黑影。
2. 有遺傳性糖尿病，醫生說飛蚊症有一大部分是遺傳而來。
3. 看物品時常常看不清有干擾很困擾，眼睛痠澀、不自主流眼淚。

使用方式
1. 早上使用木薰泡精油擴香，土臉部合一精萃露按摩眼睛周圍。
2. 起床用土按摩油擦於大椎穴、大腿外側膽經，晚上洗澡後用水按摩油交替使用。
3. 土水按摩油擦於腹腰肩頸腳底一日數次。
4. 木土金純露一日數次 5ml 加入飲用水中使用。
5. 一週泡澡兩次，以土水身體按摩油擦全身，滴入木火土薰泡精油各 3-5 滴於水中。

回饋
1. 進行頻譜圖檢測，紀錄如下圖。
2. 使用 1 星期，眼睛黑影明顯減少約 3 成。
3. 使用 2 星期，痠澀狀況已明顯降低。
4. 使用 1 個月，黑影越來越少，眼睛不太流眼淚。
5. 使用 2 個月，再次檢測，頻譜改變如下圖，並持續使用中。

能量轉變量子五行頻譜儀
1. 木土系列精油，活化眼睛周圍能量。
2. 膽經暢通對於眼睛循環亦有幫助，且血糖略為降低。
3. 配合按摩、泡澡、擴香以及飲食控制糖份等，更有效發揮精油效能。
4. 眼球能量頻譜開始轉變，眼睛舒適度也越來越好。

使用前／飛蚊症 - 眼球右側頻譜圖　　　　使用後／飛蚊症 - 眼球右側頻譜圖

 表示目前核部位非常活躍（新生狀態）
 該處現為最佳的理想狀態（標準狀態）
 生理機能暫緩（衰退狀態）
 生理機能減弱（衰弱狀態）
 生理機能異常（失調狀態）
 生理調節機能嚴重異常明顯病理狀態（受損狀態）

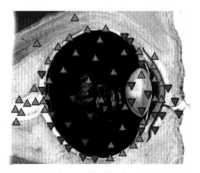
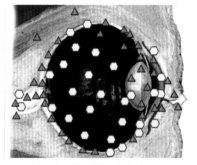

此為使用精油前後頻譜圖檢測，無醫療建議，身體狀況請交由醫生診斷醫治。

五行精油種類	木火土薰泡、土水臉部用油、土身體合一植萃露、水身體按摩油、木土金純露
編號	09　主述　神經痛
年齡	47　性別　男

現況
1. 坐骨、背部神經、頭部三叉神經不定時、不定點抽痛。
2. 有糖尿病、高血壓病史，醫生只能吃藥控制，都反覆再發。
3. 曾經做過針灸、電療、復健都無法根治。
4. 手指末梢常常無知覺，有時會麻麻刺刺。

使用方式
1. 早上使用木薰泡精油擴香，土臉部用油擦於三叉神經處，舒緩肌肉緊繃狀況。
2. 起床後用土身體合一植萃露擦於腹腰處，晚上洗澡後用水身體按摩油。
3. 土水身體按摩油擦於腹腰肩頸痛處，一日數次。
4. 木土金純露一日數次 5ml 加入飲用水中使用。
5. 泡澡先土水按摩油擦全身，泡澡時滴入木火土薰泡精油各 3-5 滴於水中。
6. 配合遠紅外線溫炙儀，每天半小時於胃部、足三里穴調整身體狀況。

回饋
1. 先進行頻譜圖檢測，紀錄如下圖。
2. 使用 4 天，坐骨神經痛部份減少約 2-3 成。
3. 使用 1 星期，三叉神經痛狀況有緩和降低痛感。
4. 使用 3 星期，背部神經痛也逐漸降低，痛感減少約 3-4 成左右。
5. 使用 2 個月，再次檢測，頻譜改變如下圖，並持續使用中。

能量轉變
1. 木火系列精油，提升免疫力並激發細胞能量。
2. 肌肉細胞活絡之後，氣血暢通，對於緩解痛感已經有逐漸幫助
3. 配合按摩、泡澡、擴香等，身體逐漸舒適，且糖尿病副作用也越來越減輕。
4. 精油喚起身體免疫力增加，痛感逐漸因氣血暢通而降低。

量子五行頻譜儀

　　使用前／神經痛 - 第六胸椎橫截面頻譜圖　　　使用後／神經痛 - 第六胸椎橫截面頻譜圖

① 表示目前該部位非常活躍（新生狀態）　② 該處現為最佳的理想狀態（標準狀態）　③ 生理機能暫緩（經限狀態）　④ 生理機能減弱（衰弱狀態）　⑤ 生理機能異常（失調狀態）　6 生理調節機能嚴重異常明顯病理狀態（受損狀態）

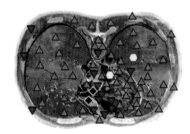 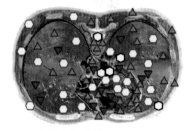

　　此為使用精油前後頻譜圖檢測，無醫療建議，身體狀況請交由醫生診斷醫治。

五行精油種類　　火金薰泡、土臉部合一精萃露、木身體合一植萃露、木水身體按摩油、火金純露

編號　10　主述　多夢失眠易疲勞、暈眩

年齡　36　性別　女

現況
1. 約 12 年失眠歷史，常感覺疲倦，無法入睡。
2. 有心悸耳鳴、胸悶腹脹等狀況。
3. 手腳冰冷有時麻，容易口乾。
4. 醫生檢查無發現異狀，判定是自律神經失調。

使用方式
1. 早上使用火薰泡精油擴香，並用土臉部合一精萃露開啟身體能量。
2. 起床後用木身體合一植萃露擦於肩頸，晚上洗澡後用水按摩油。
3. 木水身體按摩油擦於腹腰肩頸腳底一日數次。
4. 火金純露一日數次 5ml 加入飲用水中使用。
5. 泡澡時先以木火按摩油擦全身，並在泡澡時滴入火土薰泡精油各 3-5 滴於水中。

回饋
1. 先進行頻譜圖檢測，紀錄如下圖。
2. 使用 5 天，睡眠狀況已有改善，比較容易睡著。
3. 使用 2 星，心悸胸悶狀況有比較減少。
4. 使用 1 個月，手腳比較不冰冷，腹脹情形也減輕。
5. 使用 2 個月，再次檢測，頻譜改變如下圖，並持續使用中。

能量轉變
1. 火金系列精油，強化心臟血管功能並讓呼吸更順暢，激發細胞能量。
2. 手腳較不冰冷，氣血循環強化，疲倦感大大減低。
3. 配合按摩、泡澡、擴香等，精油帶來生理與心靈的改變。
4. 淤塞的能量已經被改變，因壓力引起自律神經失調狀況慢慢減輕。

量子五行頻譜儀

使用前／多夢失眠 - 交感神經系統頻譜圖　　　使用後／多夢失眠 - 交感神經系統頻譜圖

 表示目前線部位非常活躍（新生狀態）　 該處現為最佳的理想狀態（標準狀態）　 生理機能暫緩　 生理機能減弱（衰弱狀態）　 生理機能異常（失調狀態）　生理調節機能嚴重異常明顯病理狀態（受損狀態）

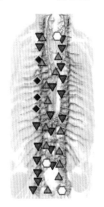 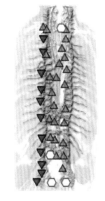

此為使用精油前後頻譜圖檢測，無醫療建議，身體狀況請交由醫生診斷醫治。

五行精油種類　　土金薰泡、土臉部合一精萃露、木水按摩油、火金純露

| 編號 | 11 | 主述 | 感冒發燒 |
| 年齡 | 18 | 性別 | 女 |

現
況

1. 發燒 39.2 度，經診所打針吃藥後反覆再發燒，吃藥效果降低。
2. 發燒伴隨流鼻水、喉嚨痛、全身痠痛。
3. 有拉肚子腹瀉情形，吃不下東西。
4. 醫生判定是感冒加腸胃炎。

使
用
方
式

1. 早上使用土薰泡精油擴香，土臉部合一精萃露擦於太陽穴附近。
2. 起床後用木按摩油全身擦拭，晚上洗澡後用水按摩油。
3. 木水身體按摩油擦於腹腰肩頸腳底一日數次。
4. 火金純露一日數次 5ml 加入飲用水中使用。
5. 泡澡時先以木水按摩油擦全身，並在泡澡時滴入火土薰泡精油各 3-5 滴於水中。
6. 配合電位治療器，每天 1 小時調整身體電位差，恢復體力。

回
饋

1. 先進行頻譜圖檢測，紀錄如下圖。
2. 使用 1 天，發燒已經降低到正常。
3. 使用 2 天，已經不拉肚子，腹瀉狀況已停止。
4. 使用 4 天，流鼻水、喉嚨痛已經停止。
5. 使用 5 天，痠痛全都消除、再次檢測，頻譜改變如下圖，並持續使用中。

能
量
轉
變

1. 先以土金系列精油，強化呼吸道及大腸能量。
2. 土水精油讓循環腸胃正常，發燒狀況自然消除
3. 配合按摩、泡澡、擴香等，更有效發揮精油效能。
4. 五行能量頻譜開始轉變，身體舒適度也越來越好。

量
子
五
行
頻
譜
儀

使用前／感冒發燒 - 淋巴管前視頻譜圖　　　　使用後／感冒發燒 - 淋巴管前視頻譜圖

 表示目前該部位非常活躍（新生狀態）　 該處現為最佳的理想狀態（標準狀態）　3 生理機能暫緩（受損狀態）　4 生理機能減弱（衰弱狀態）　5 生理機能異常（失調狀態）　6 生理調節機能嚴重異常明顯病理狀態（受損狀態）

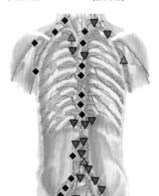

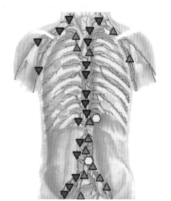

此為使用精油前後頻譜圖檢測，無醫療建議，身體狀況請交由醫生診斷醫治。

五行精油種類　　土金薰泡、土臉部合一精萃露、木水身體按摩油、火金純露

| 編號 | 12 | 主述 | 頻尿漏尿、小便不乾淨 |

| 年齡 | 55 | 性別 | 男 |

現況

1. 會陰處受過撞擊，常漏尿、頻尿、尿不乾淨。
2. 晚上睡覺常漏尿，感到很困擾。
3. 晚上要起來 3-5 次上廁所。
4. 醫生檢查是膀胱神經受損、骨盆肌肉退化無力，無其他病史。

使用方式

1. 早上使用土薰泡精油擴香，土臉部合一精萃露幫助循環。
2. 起床後用木按摩油全身擦拭，晚上洗澡後用水按摩油，特重腰腹區。
3. 木水身體按摩油擦於腹腰肩頸腳底一日數次。
4. 火金純露一日數次 5ml 加入飲用水中使用。
5. 泡澡時先以木火按摩油擦全身，並在泡澡時滴入火土薰泡精油各 3-5 滴於水中。
6. 配合電位治療器，每天 1 小時調整身體電位差，恢復體力。

回饋

1. 先進行頻譜圖檢測，紀錄如下圖。
2. 使用 3 天，漏尿狀況有改善。
3. 使用 1 星期，晚上睡覺起床上廁所減少到 3 次左右。
4. 使用 1 個月，漏尿問題改善約 5 成，頻尿約 4 成左右。
5. 使用 2 個月，夜間只起來 2 次，再次檢測，頻譜改變如下圖，並持續使用中。

能量轉變

1. 金水系列精油，可提升泌尿生殖系統能量。
2. 強化膀胱腎臟循環，讓膀胱更有收縮能力，夜間起床逐漸改善
3. 配合按摩、泡澡、擴香及伸展運動等，讓身體內外一起調整，整體頻率提升。
4. 膀胱腎臟大腸能量頻譜開始轉變，生活品質舒適度也提升。
5. 前列腺能量提升，身體狀況也更好。

量子五行頻譜儀

使用前／漏尿 - 前列腺頻譜圖　　　　　使用後／漏尿 - 前列腺頻譜圖

1 表示目前該部位非常活躍（新生狀態）　2 該處現為最佳的理想狀態（標準狀態）　3 生理機能暫緩　4 生理機能減弱（衰弱狀態）　5 生理機能異常（失調狀態）　6 生理調節機能嚴重異常明顯病理狀態（受損狀態）

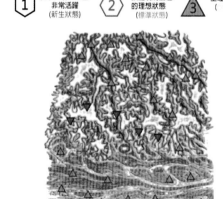
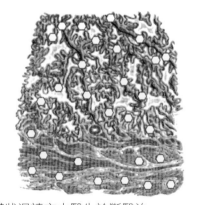

此為使用精油前後頻譜圖檢測，無醫療建議，身體狀況請交由醫生診斷醫治。

五行精油種類　　火金薰泡、金臉部合一精萃露、土金身體按摩油、木火純露

編號	13　主述　胸悶心悸
年齡	48　性別　女

現況
1. 情緒變化大時，都會發生胸悶心悸以及過敏。
2. 吃完飯後更容易發生，常會胃食道逆流。
3. 經期不順，臉部常常發紅。
4. 醫生診斷為更年期症候群及肺部纖維化加甲狀腺功能失調脖子略腫。

使用方式
1. 早上使用火薰泡精油擴香，金臉部合一精萃露用於太陽穴、扁桃腺及淋巴。
2. 起床後用土按摩油全身擦拭，晚上洗澡後用金按摩油。
3. 土金身體按摩油擦於腹腰肩頸腳底一日數次。
4. 木火純露一日數次 5ml 加入飲用水中使用。
5. 泡澡時先以木火按摩油擦全身，並在泡澡時滴入火土薰泡精油各 3-5 滴於水中。

回饋
1. 先進行頻譜圖檢測，紀錄如下圖。
2. 使用 3 天，臉部潮紅現象減了 2-3 成左右。
3. 使用 5 天，胸悶心悸狀況明顯減輕，胃食道逆流次數減少。
4. 使用 2 星期，MC 有來，甲狀腺腫脹處已逐漸縮小。
5. 使用 1 個月，再次檢測，頻譜改變如下圖，並持續使用中。

能量轉變
1. 火土金系列精油，讓自體免疫力能量提升。
2. 木火純露對於女性保健、潮紅肌膚有鎮靜安撫作用。
3. 配合按摩、泡澡、擴香等，精油藥草能量發揮更好。
4. 全身能量頻譜開始轉變，身體舒適度也越來越好。

量子五行頻譜儀

使用前／胸悶心悸 - 心臟後視頻譜圖	使用後／胸悶心悸 - 心臟後視頻譜圖

    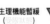   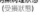

① 表示目前該部位非常活躍（新生狀態）　② 該處現為最佳的理想狀態（標準狀態）　③ 生理機能暫緩（受阻狀態）　④ 生理機能減弱（衰弱狀態）　⑤ 生理機能異常（失調狀態）　6 生理調節機能嚴重異常明顯病理狀態（受損狀態）

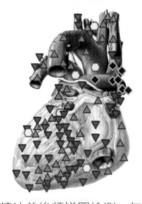 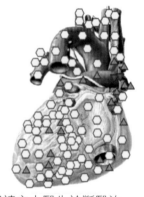

此為使用精油前後頻譜圖檢測，無醫療建議，身體狀況請交由醫生診斷醫治。

五行精油種類	火金薰泡、木臉部用油、土身體合一植萃露、木水身體按摩油、木火純露

編號 14　主述　甲狀腺亢進

年齡 37　性別　女

現況
1. 眼睛視力模糊、畏光、眼球比一般人突出、脖子兩邊腫很大。
2. 容易緊張、失眠、肌肉無力。
3. MC 異常、心悸、心律不整、口乾舌 燥。
4. 經醫院抽血檢查為甲狀腺亢進

使用方式
1. 早上使用火薰泡精油擴香，木臉部用油擦於眼睛四周、太陽穴、脖子甲狀腺。
2. 起床後用土身體合一植萃露擦脖子、甲狀腺，晚上洗澡後用水按摩油。
3. 木水身體按摩油擦於腹腰肩頸腳底一日數次。
4. 木火純露一日數次 5ml 加入飲用水中使用。
5. 泡澡時先以土水按摩油擦全身，並在泡澡時滴入火金薰泡精油各 3-5 滴於水中。
6. 配合遠紅外線溫炙儀，每天至少半小時使用於脖子甲狀腺處，啟動身體狀況。

回饋
1. 先進行頻譜圖檢測，紀錄如下圖。
2. 使用 3 天，眼睛視力感到比較清楚。
3. 使用 1 星期，情緒比較穩定、肌肉比較有力氣。
4. 使用 3 星期，MC 按時來，脖子甲狀腺腫大變小，也比較不畏光。
5. 使用 1 個半月，有持續進步，再次檢測，頻譜改變如下圖，並持續使用中。

能量轉變
1. 火金系列精油，含馬鬱蘭、永久花天竺葵精油，植物能量能減緩甲狀腺狀況。
2. 木火純露調節內分泌系統不平衡，也讓 MC 更為順暢。
3. 配合按摩、泡澡、擴香等，植物精油能量充分發揮功效。
4. 內分泌、甲狀腺能量頻譜開始轉變，症狀逐漸緩和。

量子五行頻譜儀

使用前／甲狀腺亢進 - 甲狀腺前視頻譜圖　　使用後／甲狀腺亢進 - 甲狀腺前視頻譜圖

 表示目前該部位非常活躍（新生狀態）　 該處現為最佳的理想狀態（標準狀態）　 生理機能暫緩　 生理機能減弱（衰弱狀態）　 生理機能異常（失調狀態）　 生理調節機能嚴重異常明顯病理狀態（受損狀態）

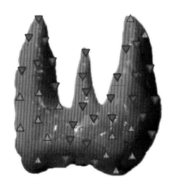 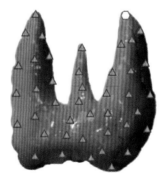

此為使用精油前後頻譜圖檢測，無醫療建議，身體狀況請交由醫生診斷醫治。

五行精油種類　　火金薰泡、木臉部用油、土身體合一植萃露、土水身體按摩油、木火純露

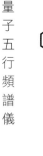

編號　15　　主述　手指麻 - 右手動脈

年齡　48　　性別　男

現況

1. 手指頭常麻麻刺刺，手沒有受傷過。

2. 肩膀常常感覺到僵硬，易疲倦，被按摩到大椎穴旁會感覺刺痛。

3. X 光照射檢查為頸椎第七節胸椎第一節椎間盤突出壓迫神經根導致。

使用方式

1. 早上使用火薰泡精油擴香，木臉部用油擦於臉部四周。

2. 起床後用土身體合一植萃露擦於肩頸處，晚上洗澡後用水身體按摩油。

3. 土水身體按摩油擦於腹腰肩頸腳底，特重大椎穴部位，一日數次。

4. 木火純露一日數次 5ml 加入飲用水中使用。

5. 泡澡時先以木火按摩油擦全身，泡澡時滴火金薰泡各 3-5 滴，每週兩次。

6. 配合電位治療器，每天 1 小時調整身體電位差，恢復體力。

回饋

1. 先進行頻譜圖檢測，紀錄如下圖。

2. 使用 3 天，手指麻刺感有減低 1-2 成。

3. 使用 1 星期，大椎穴附近感覺比較不僵硬。

4. 使用 2 星期，手指頭麻刺感降低 3-4 成，人比較有精神。

5. 使用 1 個月，持續好轉，2 個月再次檢測，頻譜改變如下圖，並持續使用中。

能量轉變量子五行頻譜儀

1. 木土精油，對於神經修復、肌肉能量有很好的幫助。

2. 火金精油可以提升心肺功能、讓能量活絡全身機能。

3. 配合按摩、泡澡、擴香按摩等，肌肉彈性恢復，椎間盤更容易調整歸位。

4. 身體能量頻譜開始轉變，壓迫問題也得到緩解。

使用前／手指麻 - 右手動脈頻譜圖　　　　使用後／手指麻 - 右手動脈頻譜圖

| ① 表示目前該部位非常活躍(新生狀態) | ② 該處現為最佳的理想狀態(標準狀態) | ③ 生理機能暫緩(停滯狀態) | ④ 生理機能減弱(衰弱狀態) | ⑤ 生理機能異常(失調狀態) | 6 生理調節機能嚴重異常明顯病理狀態(受損狀態) |

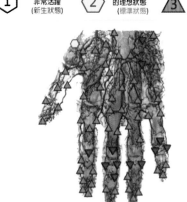 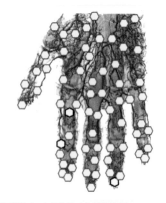

此為使用精油前後頻譜圖檢測，無醫療建議，身體狀況請交由醫生診斷醫治。

五行精油種類　　木薰泡、木臉部合一精萃露、土臉部用油、木金身體按摩油、木純露

編號　16　主述　乾眼症、肩頸僵硬酸痛

年齡　50　性別　男

現況
1. 肩頸僵硬酸痛、肩周炎。
2. 手臂有職業性傷害，無法舉起會痛。
3. 手掌手指很緊僵硬。
4. 眼睛乾眼症，隨時眨眼揉眼

使用方式
1. 使用木薰泡精油擴香，木臉部合一精萃露擦於臉部四周。
2. 起床後用木按摩油全身擦拭，晚上洗澡後用金按摩油。
3. 木金身體按摩油擦於腹腰肩頸腳底，特重大椎穴部位，一日數次。
4. 木純露一日數次 5ml 加入飲用水中使用。
5. 配合量子經絡能量儀一週一次兩小時療程。

回饋
1. 先進行頻譜圖檢測，紀錄如下圖。
2. 使用 1 星期，眼睛比較不酸澀，已經不會常常在扎眼睛，揉眼睛。
3. 使用 2 星期，肩頸感覺較不僵硬、活動力較好。
4. 使用 1 個月，持續好轉，2 個月再次檢測，頻譜改變如下圖，並持續使用中。

能量轉變
1. 木土系列精油，對於肌肉神經能量有很好的幫助。
2. 木金系列精油可以提升肝膽眼睛心肺功能，活絡全身機能。
3. 配合量子能量儀，精油效能更快發揮。
4. 身體能量頻譜開始轉變，氣血循環更好。

量子五行頻譜儀

使用前／眼球 - 右側頻譜圖	使用後／眼球 - 右側頻譜圖

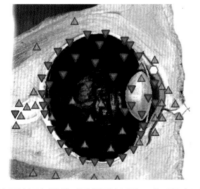 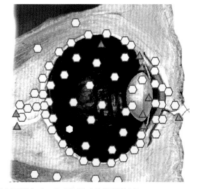

此為使用精油前後頻譜圖檢測，無醫療建議，身體狀況請交由醫生診斷醫治。

五行精油種類　　金水薰泡、土臉部用油、金身體合一植萃露、金水身體按摩油、金純露

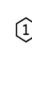

編號	17	主述	長期便秘、胸悶
年齡	36	性別	女

現況

1. 長期便秘。
2. 長期背痛、胸悶、肩頸僵硬。
3. 失眠。

使用方式

1. 使用金薰泡精油擴香，土臉部用油擦於臉部四周。
2. 起床後用金身體合一植萃露擦於腹部、胸口、大椎穴，晚上洗澡後用水身體按摩油。
3. 金水身體按摩油擦於腹腰肩頸腳底，一日數次。
4. 金純露一日數次 5ml 加入飲用水中使用。
5. 配合量子經絡能量儀一週一次兩小時療程。

回饋

1. 先進行頻譜圖檢測，紀錄如下圖。
2. 使用 1 星期，便秘狀況有改善。
3. 使用 2 星期，背部肩頸較不僵硬。
4. 使用 1 個月，狀況持續轉好，2 個月再檢測，頻譜改變如下圖，並持續使用中。

能量轉變

1. 金水系列精油，對於內分泌、大腸等提升能量有很好的幫助。
2. 土金系列精油可以提升腸胃蠕動，通暢腸道。
3. 配合量子能量儀，能更快啟動身體能量。
4. 腸道能量頻譜開始轉變，身體循環更好。

量子五行頻譜儀

　使用前／便秘 - 腸 - 頻譜圖　　　　　　使用後／便秘 - 腸 - 頻譜圖

① 表示目前該部位 非常活躍 (新生狀態) ② 該處現為最佳 的理想狀態 (標準狀態) ③ 生理機能暫緩 ④ 生理機能減弱 (衰弱狀態) ⑤ 生理機能異常 (失調狀態) 6 生理調節機能嚴重異常 明顯病理狀態 (受損狀態)

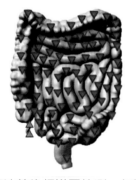 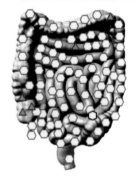

此為使用精油前後頻譜圖檢測，無醫療建議，身體狀況請交由醫生診斷醫治。

五行精油種類　　木薰泡、土臉部合一精萃露、木土身體按摩油、木火純露

編號	18	主述	眼睛模糊招牌大字看不清楚
年齡	43	性別	女

現況

1. 眼睛模糊、招牌大字看不清楚。
2. 鼻涕倒流。
3. 掉髮。
4. 肩頸痠痛。

使用方式

1. 使用木薰泡精油擴香，土臉部合一精萃露擦於臉部四周。
2. 起床後用木按摩油全身擦拭，晚上洗澡後用土按摩油。
3. 木土身體按摩油擦於腹腰肩頸腳底，一日數次。
4. 木火純露一日數次 5ml 加入飲用水中使用。
5. 配合量子經絡能量儀一週一次兩小時療程。

回饋

1. 先進行頻譜圖檢測，紀錄如下圖。
2. 使用 1 星期，眼睛視力感覺較清晰。
3. 使用 2 星期，肩頸痠痛問題已經得到緩解。
4. 使用 1 個月，視力越來越好好，2 個月再檢測，頻譜如下圖，並持續使用中。

能量轉變量子五行頻譜儀

1. 木土系列精油，對於肝膽神經內分泌肌肉等能量有很好的幫助。
2. 火系列精油可以提升消化、心循環保健。
3. 配合量子能量儀，身體能量譜片得到啟動與療癒。
4. 膽經能量頻譜開始轉變，各種問題也逐漸調整。

　　　使用前／眼睛 - 視神經 - 頻譜圖　　　　　　使用後／眼睛 - 視神經 - 頻譜圖

  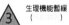

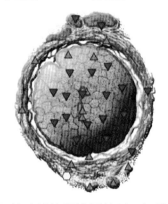 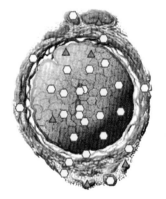

此為使用精油前後頻譜圖檢測，無醫療建議，身體狀況請交由醫生診斷醫治。

五行精油種類　　土火薰泡、金臉部用油、土身體合一植萃露、土金身體按摩油、木土純露

編號　19　主述　脹氣、右腹部常隱隱作痛

年齡　50　性別　女

現況

1. 肚子脹氣、右腹部常常隱隱作痛。
2. 曾經胃食道逆流。
3. 胸悶、便秘。
4. 醫院檢查為十二指腸發炎及胃潰瘍。

使用方式

1. 使用土薰泡精油擴香，金臉部用油擦於臉部四周。
2. 起床後用土身體合一植萃露擦於胃部，晚上洗澡後用金按摩油。
3. 土金身體按摩油擦於腹腰肩頸腳底，一日數次。
4. 木土純露一日數次 5ml 加入飲用水中使用。
5. 配合量子經絡能量儀一週一次兩小時療程。

回饋

1. 先進行頻譜圖檢測，紀錄如下圖。
2. 使用 1 星期，脹氣逐漸減低。
3. 使用 2 星期，胃食道逆流減輕很多。
4. 使用 1 個月，治醫院檢查十二指腸發炎已經沒有，胃潰瘍傷口也快癒合，2 個月再檢測，頻譜改變如下圖，並持續使用中。

能量轉變

1. 火土系列精油，對於脾胃、十二指腸能量提升提升能量有很好的幫助。
2. 火金系列精油可以提升長為免疫力能量提升，配合飲食更好恢復。
3. 配合量子能量儀，每周兩小時，更快啟動身體能量。
4. 胃、十二指腸能量頻譜開始轉變，身體循環更好。

量子五行頻譜儀

使用前／十二指腸發炎 - 頻譜圖　　　　　　使用後／十二指腸發炎 - 頻譜圖

 ① 表示目前核部位非常活躍（新生狀態）　 ② 該處現為最佳的理想狀態（標準狀態）　 ③ 生理機能暫緩（受累狀態）　 ④ 生理機能減弱（衰弱狀態）　 ⑤ 生理機能異常（失調狀態）　⑥ 生理調節機能嚴重異常明顯病理狀態（受損狀態）

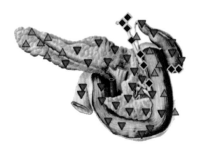 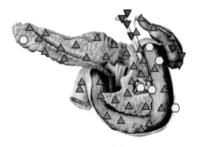

此為使用精油前後頻譜圖檢測，無醫療建議，身體狀況請交由醫生診斷醫治。

五行精油種類　　木薰泡、土臉部合一精萃露、木土身體按摩油、金純露

編號　20　　主述　偏頭痛、肩頸僵硬、腰痛

年齡　56　　性別　男

現況
1. 常年偏頭痛、不好睡覺。
2. 肩頸容易僵硬。
3. 腰容易痠痛。
4. 照 X 光後，醫生說大腦循環差、椎間盤壓迫。

使用方式
1. 使用木薰泡精油擴香，土臉部合一精萃露擦於臉部四周。
2. 起床後用木身體按摩油全身擦拭，晚上洗澡後用土身體按摩油。
3. 木土身體按摩油擦於腹腰肩頸腳底，一日數次。
4. 金純露一日數次 5ml 加入飲用水中使用。

回饋
1. 先進行頻譜圖檢測，紀錄如下圖。
2. 使用 1 星期，偏頭痛有減輕很多。
3. 使用 2 星期，肩頸靈活度增加、比較不痠痛。
4. 使用 1 個月，狀況持續轉好，2 個月再檢測，頻譜改變如下圖，並持續使用中。

能量轉變
1. 木土系列精油，對於神經肌肉等提升能量有很好的幫助。
2. 木金系列精油可以提升身體神經、內分泌腸能量。
3. 配合量子能量儀，能更快啟動身體能量。
4. 頭部血管及脊椎能量頻譜開始轉變，身體循環更好。

量子五行頻譜儀

　　使用前／偏頭痛 - 大腦左半側頻譜圖　　　　　使用後／偏頭痛 - 大腦左半側頻譜圖

① 表示目前該部位非常活躍（新生狀態）　② 該處現為最佳的理想狀態（標準狀態）　③ 生理機能暫緩　④ 生理機能減弱（衰弱狀態）　⑤ 生理機能異常（失調狀態）　⑥ 生理調節機能嚴重異常明顯病理狀態（受損狀態）

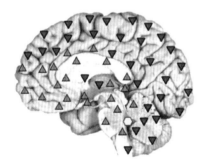 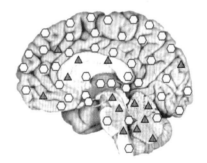

此為使用精油前後頻譜圖檢測，無醫療建議，身體狀況請交由醫生診斷醫治。

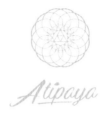

Atipaya 愛緹帕亞能量療癒學院

Atipaya 愛緹帕亞聖光之愛，是開啟整體黃金療癒能量意識，進入聖光場域連結光與愛的彩虹世界之鑰，此聖光來自整體心光的源頭，透過愛讓此心光遍照一切。

Atipaya 愛緹帕亞能量療癒學院提供各種能量療癒課程，透過光與愛的陪伴、深耕、種種子，一起分享、體驗，協助整體啟動治癒力，共同邁向光明圓滿的黃金療癒時代，共創彩虹幸福人生。

課程介紹

★ 龍族意識覺醒課程	★ 整體意識擴大療癒課程
★ 水晶能量療癒課程	★ 花晶療癒卡能量師課程
★ 花精能量療癒師課程	★ 全頻能量治療師資課程
★ 行星薩滿治療師課程	★ 五行精油師資認證課程

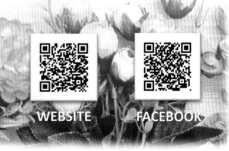

WEBSITE   FACEBOOK

植物圖提供者簡介

Jack Paloti

喜歡水晶，也喜愛探索宇宙神祕的知識，希望提供自己與世界一個更美好的療癒與更美好的生命體驗。

叢林找插畫工作室
繪者 / 許家瑋

自小於南投山林間成長，喜愛描繪動植物細節，擅長表現生命主題。2015年成立『叢林找 Jungle Find』，期待將童年與自然的回憶透過細膩的工筆插畫風格，傳遞重回山林，找回與自然連結的理想。

PORTFOLIO　　INSTAGRAM　　FACEBOOK

個案提供者簡介

Daniel Pikato

整脊醫學博士、聲樂碩士，英國 PPA、美國 NAHA 國際芳療師證照、全頻能量花精講師、國際瑜珈講師，量子五行頻譜儀、AVS 分析師、遠距能量治療師、頌缽聲音療癒師、動物療癒師，畢生致力於各類生理醫學的學習與臨床，透過個人在靈性的修行，結合各類身心靈課程的洗禮，累積眾多的實際臨床個案，擁有多年治療的經驗。

Eva 老師

五行精油講師、國際瑜珈講師、量子經絡能量師、花精諮商、治療師。
致力於預防養生的健康推廣，透過量子經絡能量的平衡方式，協助眾人找回健康的身心靈。

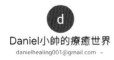

Daniel小帥的療癒世界
danielhealing001@gmail.com

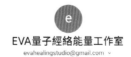

EVA量子經絡能量工作室
evahealingstudio@gmail.com

中華國際能量健康整合協會

中華國際能量健康整合協會以結合東西方生活藝術，透過整體能量的相關方式維護身心靈健康，達到養生保健為宗旨。

響應政府身心靈健康政策，幫助人們成長、培育優秀人才與志工，進入校園、社區、弱勢族群，舉辦講座與溝通研習，開設身心靈課程，辦理療癒工作坊。從事社會福利慈善公益活動，協助政府舉辦各類生命成長課程，以達到社會和諧與安定之目的。

以里為單位"推動養生保健宣導"，藉由預防、保健觀念的建立，促進大眾身心靈健康，並輔以"量子電位治療器"、"量子五行頻譜儀"、"量子經絡能量儀"於宣導中免費供里民體驗，讓所有里民充分掌握了解自身狀況，若有需求歡迎加入《健康養生列車》的啟動，意者可洽本會。

Contact:healtheiaa@gmail.com

FACEBOOK

國家圖書館出版品預行編目 (CIP) 資料

易醫芳療之五行精油全書 / 龍妙華著 . -- 初版 . -- 臺北
市 : 商周出版 : 英屬蓋曼群島商家庭傳媒股份有限
公司城邦分公司發行 , 2021.07
　　面 ;　公分
ISBN 978-626-7012-17-8（平裝）

1. 植物性生藥 2. 芳香療法

418.52　　　　　　　　　　　　110010494

易醫芳療之五行精油全書

作　　　　者	龍妙華
責 任 編 輯	徐藍萍

版　　　　權	黃淑敏、吳亭儀
行 銷 業 務	周佑潔、華華、劉治良
總　編　輯	徐藍萍
總　經　理	彭之琬
事業群總經理	黃淑貞
發　行　人	何飛鵬
法 律 顧 問	元禾法律事務所　王子文律師
出　　　　版	商周出版　台北市 104 民生東路二段 141 號 9 樓
	電話：(02) 25007008　傳真：(02)25007759
	E-mail：bwp.service@cite.com.tw
發　　　　行	英屬蓋曼群島商家庭傳媒股份有限公司城邦分公司
	台北市中山區民生東路二段 141 號 2 樓
	書虫客服服務專線：02-25007718　02-25007719
	24 小時傳真服務：02-25001990　02-25001991
	服務時間：週一至週五 9:30-12:00　13:30-17:00
	劃撥帳號：19863813　戶名：書虫股份有限公司
	讀者服務信箱 E-mail：service@readingclub.com.tw
香 港 發 行 所	城邦（香港）出版集團有限公司　香港灣仔駱克道 193 號東超商業中心 1 樓
	E-mail: hkcite@biznetvigator.com　電話：(852)25086231　傳真：(852)25789337
馬 新 發 行 所	城邦（馬新）出版集團 Cite (M) Sdn Bhd
	41, Jalan Radin Anum, Bandar Baru Sri Petaling, 57000 Kuala Lumpur, Malaysia.
	Tel: (603) 90578822　Fax: (603) 90576622　Email: cite@cite.com.my

封 面 設 計	張燕儀
製　　　　圖	Lulu
印　　　　刷	卡樂製版印刷事業有限公司
總　經　銷	聯合發行股份有限公司　新北市 231 新店區寶橋路 235 巷 6 弄 6 號 2 樓
	電話：(02) 2917-8022　傳真：(02) 2911-0053

■ 2021 年 7 月 22 日初版
■ 2023 年 1 月 5 日初版 1.7 刷

城邦讀書花園
www.cite.com.tw

Printed in Taiwan

定價 780 元